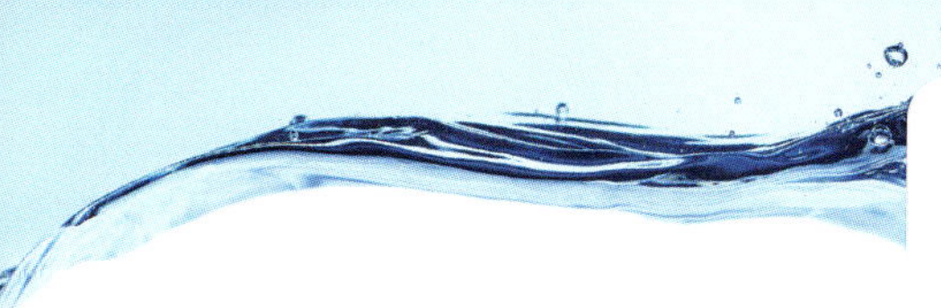

INHALT

Ein paar Worte vorweg 7
Einführung 8

DIE GRUNDLAGEN 17
Welches Wasser nehme ich? 18
Aufbewahrung und Transport des Heilsteinwassers 20
Welche Steine verwende ich? 21
Herstellung und Einwirkzeit 32
Haltbarkeit des Edelsteinwassers 34
Wie lange ist ein Stein einsatzbereit? 35
Reinigung der Wassersteine 37
Auf- und Entladung 38
Weitere Methoden,
um Edelsteinwasser herzustellen 40
Möglichkeiten der Nutzung von Edelsteinwasser 42
Herstellung weiterer Produkte mit Edelsteinen 44
Wie wirkt Edelsteinwasser? 46
Trinkwasser oder Heilwasser? 48

35 MISCHUNGEN **50**
Grundmischung 51
Weitere Mischungen von A bis Z 52

Allergien mildern 54
Ängste bewältigen, Vertrauen gewinnen 56
Anti-Aging-Paket 58
Atemwege 60
Ausgeglichenheit und Coolness 62
Blutdruck 64
Energie und Vitalität 66
Entgiftung und Reinigung 68
Entsäuerung 70
Entwicklung, Wachstum, Hormone 72
Entzündungen mildern, Fieber senken 74
Freude und Leichtigkeit 76
Fünf Sinne 78
Gute Nerven, Ruhe und Klarheit 82
Haut 84
Immunsystem 86
Kopfschmerzen lindern 88
Kreativität und Inspiration 90
Lebensmut, Depressionsvertreiber 92
Lernpaket 94
Motivation in Job und Alltag 96
Neubeginn und Veränderung 98
Notfall 100

ULLA ROSENBERGER

Edelstein WASSER

selbst herstellen

Alles Wissenswerte rund um Wassersteine

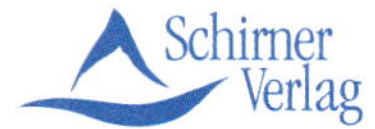

Die Ratschläge in diesem Buch sind sorgfältig erwogen und geprüft. Sie bieten jedoch keinen Ersatz für kompetenten medizinischen Rat, sondern dienen der Begleitung und der Anregung der Selbstheilungskräfte. Alle Angaben in diesem Buch erfolgen daher ohne Gewährleistung oder Garantie seitens der Autorin oder des Verlages. Eine Haftung der Autorin bzw. des Verlages und seiner Beauftragten für Personen-, Sach- und Vermögensschäden ist ausgeschlossen.

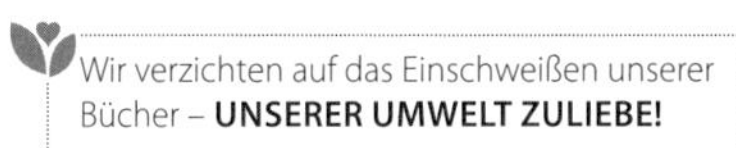

ISBN Printausgabe 978-3-8434-1551-4
ISBN E-Book 978-3-8434-6533-5

Ulla Rosenberger:
Edelsteinwasser selbst herstellen
Alles Wissenswerte rund um
Wassersteine

Umschlag: Hülya Sözer, Schirner
unter Verwendung von # 2197886935 (© Wirestock Creators), # 1906689817 (© ganjalex), # 551009881 (© Vector pro) und # 1493451380 (© Hekla), www.shutterstock.com
Layout: Hülya Sözer, Schirner
Lektorat: Kerstin Noack-Zakel, Schirner
Printed by: Ren Medien GmbH, Germany

www.schirner.com

Neuausgabe 2023 mit neuem Titel (vormals »Wasser & Steine«) –
1. Auflage November 2023

Persönlichkeitscoach 102
Regeneration 104
Schlank sein 106
Schmerzen lindern 108
Schutz und Abgrenzung 110
Selbstbewusstsein 112
Soziale Kontakte 114
Stärkung der Organe 116
Verspannungen und Krämpfe lösen 120
Wärme und Wohlfühlen 122
Zähne, Sehnen und Knochen 123

Literatur 125
Über die Autorin 126
Bildnachweis 128

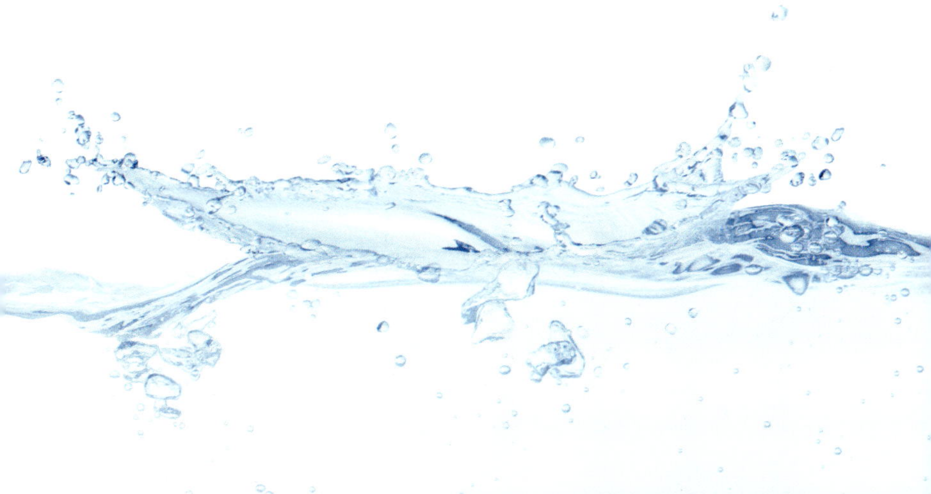

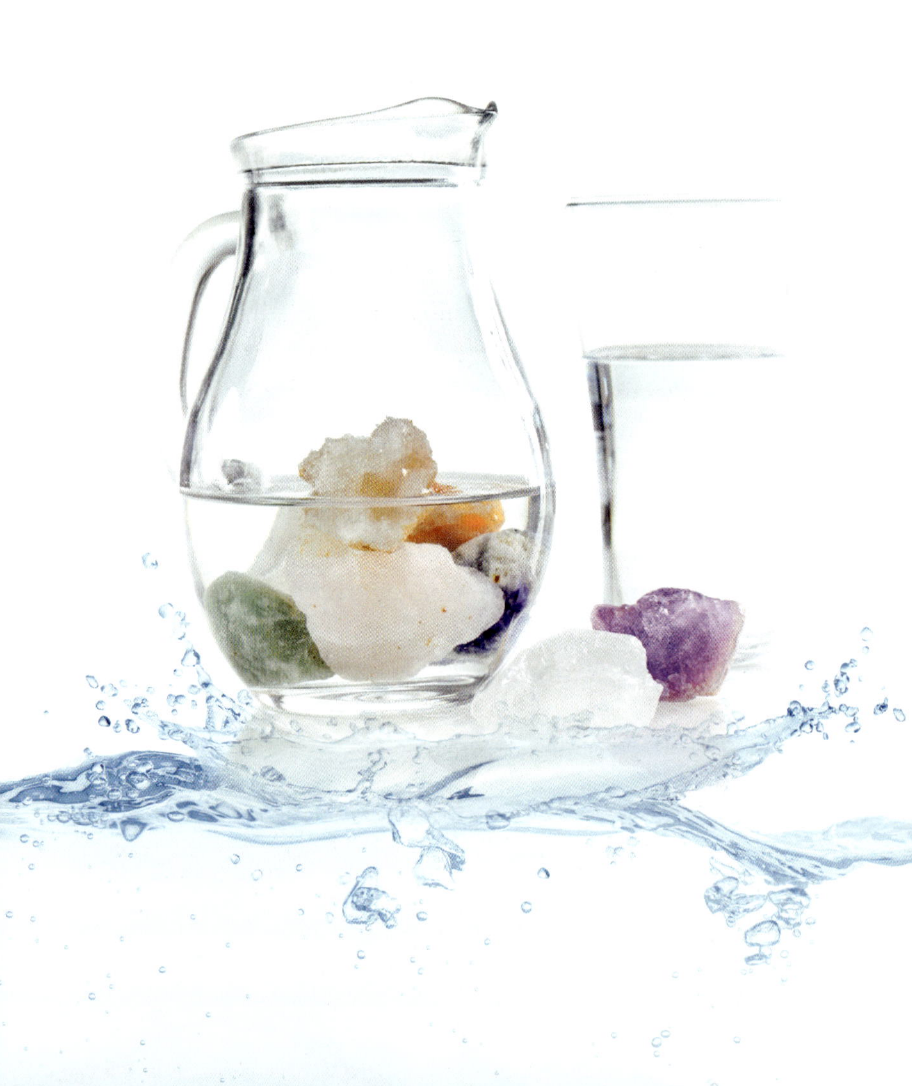

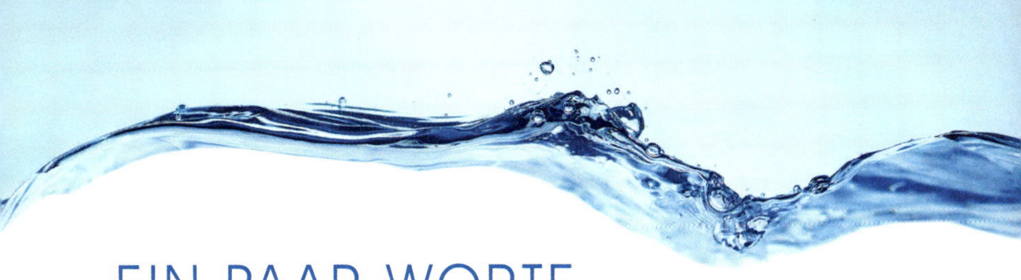

EIN PAAR WORTE VORWEG

Die Aufbereitung von Trinkwasser mit Edelsteinen ist seit Jahrhunderten bekannt und wird inzwischen von immer mehr Menschen genutzt. Doch wie findet man sich in der Flut von Informationen über das richtige Ansetzen und Anwenden zurecht – vor allem, wenn die Vorstellungen bezüglich der idealen Zubereitung so weit auseinandergehen? Glaubt man denen, die salopp vom eigenen Gefühl für den richtigen Stein sprechen und die Aufbereitung mit einfachem Leitungswasser für ausreichend halten? Oder sollte man sich vorher in das sehr umfangreiche Studium der Edelsteine und ihrer Heilwirkungen vertiefen und den Einsatz hoch komplizierter Wasseraufbereitungstechnik in Erwägung ziehen?

Ich möchte Ihnen in diesem Buch helfen, einen Mittelweg zu finden, und zeige Ihnen, wie Sie die Herstellung von Edelsteinwasser problemlos in Ihr tägliches Leben integrieren können und welche Regeln dabei im Besonderen zu beachten sind.

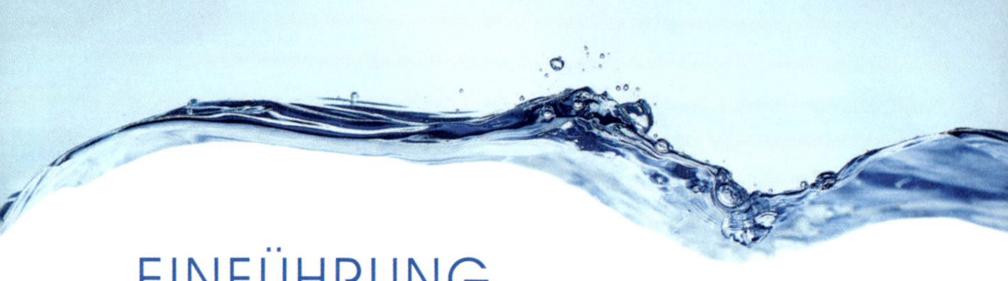

EINFÜHRUNG

Der Geist in allen Dingen

Der Atem der Welt, das kosmische Prinzip, Gott … es gibt tausend Worte für das, was Menschen aller Völkergruppen beschreiben: die Vielfalt und Genialität der Schöpfung sowie die faszinierende Schönheit und Intelligenz, die darin wirken. Selbst die nüchtern und sachlich argumentierenden Wissenschaftler können zwar die Vorgänge erklären, nicht aber den Baumeister benennen, der das Wundervolle geschaffen hat. Dabei müssten – gemessen an den »Wundern«, die sie für die Welt sichtbar machen – gerade Wissenschaftler diejenigen mit den größten spirituellen Erkenntnissen sein.

Schon im 17. Jahrhundert entdeckte Niels Stensen, dass bei Quarzkristallen unterschiedlicher Gestalt immer gleiche Winkel auftreten, was auf einen »Bauplan« der Kristalle hindeutet. Im Jahr 1912 hat der deutsche Physiker Max von Laue die bahnbrechende, mit dem Nobelpreis gewürdigte Entdeckung der Beugung von Röntgenstrahlen in Kristallen gemacht und somit das Wesen der Kristalle sichtbar werden lassen.

Damit war erwiesen, dass sich die kleinsten Elementarteilchen (Atome, Ionen, Moleküle) in einer klaren Ordnung aneinandersetzen, die Millionen Mal vervielfacht das Kristallgitter ergibt. Jedes beteiligte Element hat dabei sein eigenes Grundmuster, bringt also eigene Pläne für seinen Aufbau mit. Gleiches gilt für alle Faktoren und Prozesse, die an der Entstehung eines Edelsteins beteiligt sind, wie Hitze, Druck und Abkühlungsdauer. In unübertroffener Zusammenarbeit fügen sich all diese Pläne ineinander und zeigen bei ähnlichen Verhältnissen wiederkehrende Strukturen. Weichen die Verhältnisse nur geringfügig voneinander ab, verändert sich das Endprodukt. Das Bild eines Orchesters, das mit derselben Musikerbesetzung immer neue Sinfonien spielt, ist nicht ausreichend, um die Vielfalt an Möglichkeiten, die ein Universum beinhaltet, zu verdeutlichen. Und jedes Mineral hat sein eigenes Universum.

Man könnte von Laues Entdeckung auch als Beleg für die Richtigkeit des viel älteren Wissens der Schamanen und Heilkundigen verstehen, die genau diese Ordnung der Kristalle seit jeher zum Heilen einsetzen.

Tanz der Atome

Eines der größten Geheimnisse der Natur liegt in der Wiederkehr bestimmter Ordnungen, nach denen sie »ihre Dinge« erschafft. Es ist, als tanzten die Atome zu einer kosmischen Musik. Die daraus entstehenden Muster folgen den Regeln des Goldenen Schnitts, der nicht nur Maßstab für die Schönheit der natürlichen Erscheinungsformen, sondern auch Garant für deren Beständigkeit und Vielseitigkeit ist.

Die Ähnlichkeit der Formen in der Natur ist auffällig. Man findet sie in Kristallstrukturen, im Pflanzen- sowie im Tierreich (z. B. dem Schneckenhaus). Selbst Wasser, das mit verschiedenen Frequenzen beschallt wird, ist ein gutes Beispiel für dieses Phänomen.

Die folgenden Bilder zeigen die Ausbildung einer sechsteiligen sowie einer spiralförmigen Anordnung in ganz unterschiedlichen Bereichen.

Sechsteilige Anordnung

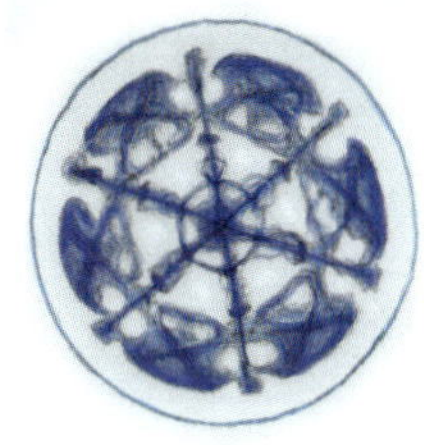

Wasser: 6er-Struktur einer stehenden Welle bei 20,1 Hertz (Zeichnung)

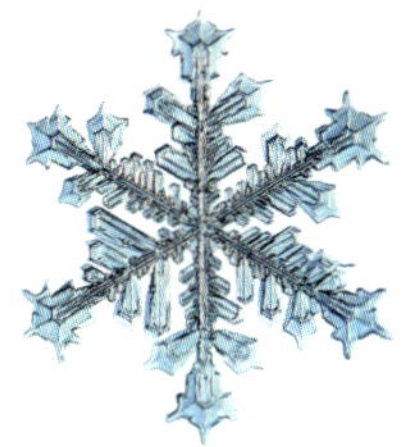

Eiskristall

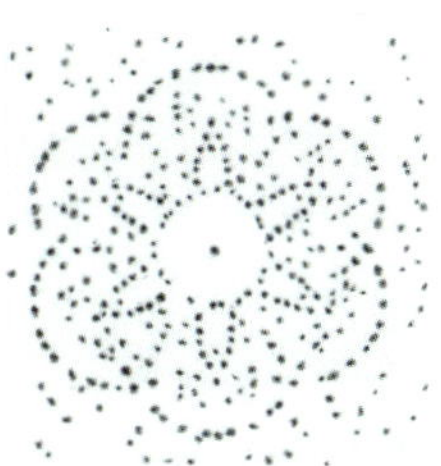

VON-LAUE-Aufnahme eines Beryllkristalls (Zeichnung)

Spiralförmige Anordnung

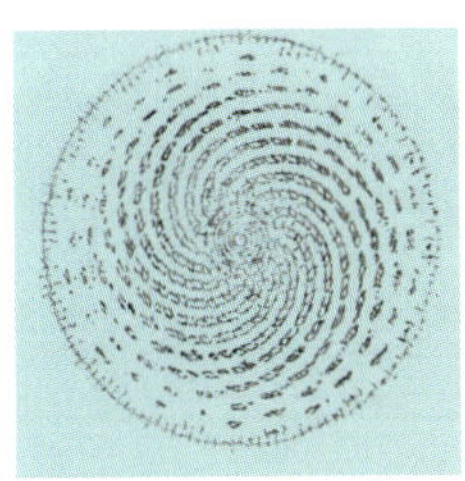

Wasser: Spiralstruktur bei 102,528 Hertz (Zeichnung)

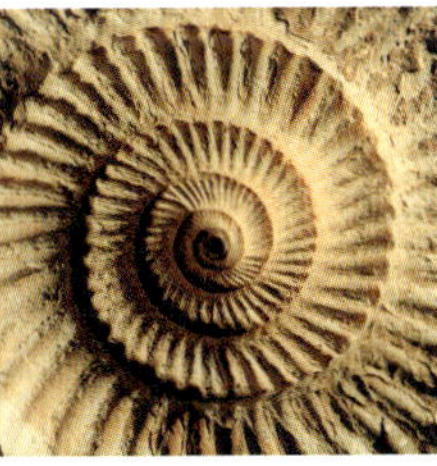

Ammonit

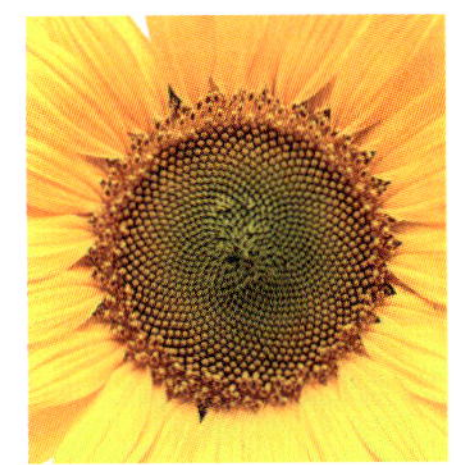

Sonnenblume

Zusammenfassendes über Wasser

Wasser ist der Urquell des Lebens. Ohne es würde kein Organismus auf der Erde existieren. Das Wasser selbst gleicht mit seinen unterschiedlichen Aggregatzuständen einem eigenen Organismus, denn es wandelt sich von fest, flüssig bis gasförmig. Mit seinen physikalischen Eigenschaften ist es mit keinem anderen Element vergleichbar. Seine größte Dichte hat es, wenn seine Temperatur bei ca. 4 °C liegt.

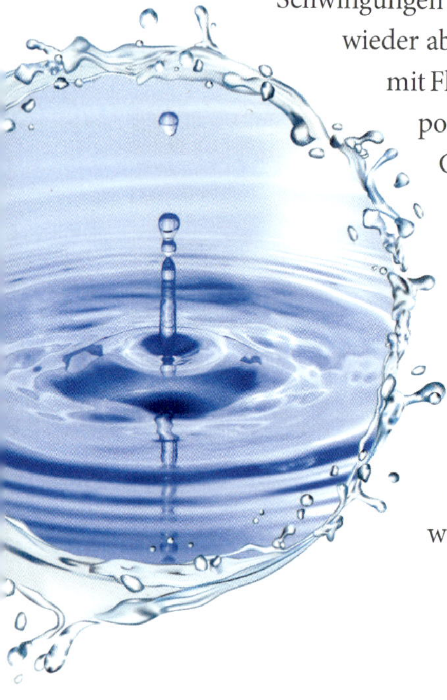

Wasser ist in der Lage, andere Stoffe in sich zu lösen sowie Schwingungen (Informationen) aufzunehmen und wieder abzugeben. Es versorgt uns einerseits mit Flüssigkeit und Mineralien und transportiert andererseits Schlacken und Giftstoffe aus dem Körper. Es ist Datenträger, Kurier und Reiniger in einem. Wasser ist das, woraus wir zum größten Teil bestehen. Wir alle sollten uns jeden Tag bewusst machen, dass es – nicht nur für uns Menschen – das wichtigste Lebensmittel ist. Wenn wir respektvoll damit umgehen, indem wir beispielsweise unseren Verbrauch einschränken und umweltschonende, biologisch abbaubare Reinigungsstoffe verwenden, tun wir bereits viel für den Erhalt und die Verbesserung unseres Trinkwassers und somit für unsere eigene Gesundheit.

»Das Prinzip
aller Dinge ist Wasser,
aus Wasser ist alles,
und ins Wasser kehrt
alles zurück.«

Thales von Milet (ca. 624–546 v. Chr.),
griechischer Philosoph und Mathematiker

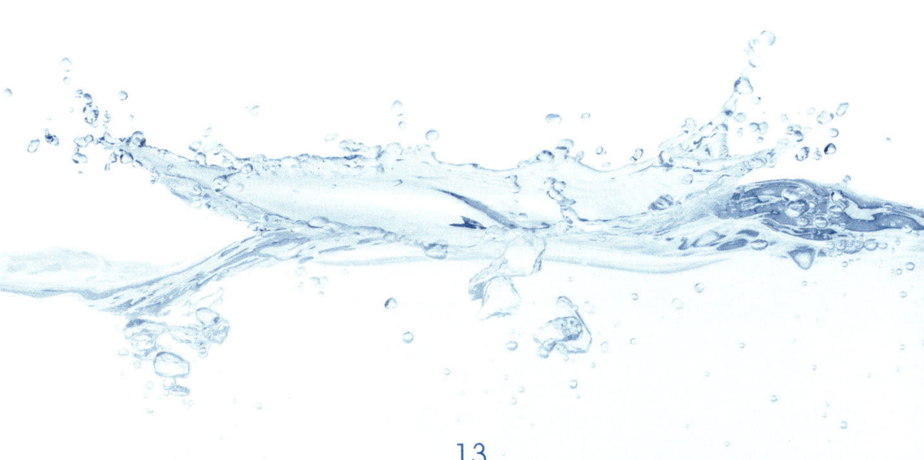

Zusammenfassendes über Steine

So »quirlig«, so beweglich das Wasser ist, so statisch und ruhig zeigt sich die Welt der Mineralien. Dabei sind Steine zusammen mit dem Wasser die ältesten Naturprodukte der Erde. Interessant ist auch, dass gerade das Wasser in der Entstehungsgeschichte der Kristalle eine ganz bedeutende Rolle spielt, denn ein erheblicher Teil der uns heute bekannten Edelsteine hat sich in einer wässrigen Lösung (in Verbindung mit hohem Druck und großer Hitze) gebildet. Neben den Mineralien, also den »Werkstoffen« der Edelsteine, sind somit auch die Art und die Dauer ihrer Entstehung wichtig für ihr Erscheinungsbild und für ihre Fähigkeit, Informationen weiterzugeben.

Kurz gesagt: Edelsteine sind keine tote Materie, sondern natürliche Produkte, die über ihren Informationsgehalt mit uns in Verbindung treten und damit für uns von großem Nutzen sind.

Die heilende Kraft der Edelsteine ist in allen Kulturen der Erde bekannt und wird bis heute eingesetzt. So nutzten die indigenen Völker Nordamerikas beispielsweise den Heliotrop (»helios« bedeutet »Sonne«, »trop« meint medizinisch »wirkend auf«), um seine »sonnige Energie« auf den Menschen zu übertragen. Ein anderes Beispiel ist der Hämatit (»häma« bedeutet »Blut«), der bis vor 200 Jahren auch hierzulande in pulverisierter Form gegen Anämie (Blutarmut) verabreicht wurde. Seit den 1980er-Jahren erreicht dieses Wissen immer mehr Menschen, vor allem in den Industrienationen, wo es mit dem Aufkommen der Schulmedizin in Vergessenheit geraten war. Die Wissenschaft bringt ständig neue Erkenntnisse über die Kraft der Steine hervor. Die Steinheilkunde kommt seit Jahren auch bei Heilpraktikern und Ärzten zur Anwendung.

Inzwischen boomt das Geschäft mit den schönen Steinen. Doch es ist ratsam, beim Kauf eines Edelsteins darauf zu achten, dass er naturbelassen ist, also weder chemisch noch in anderer Weise »geschönt« wurde.

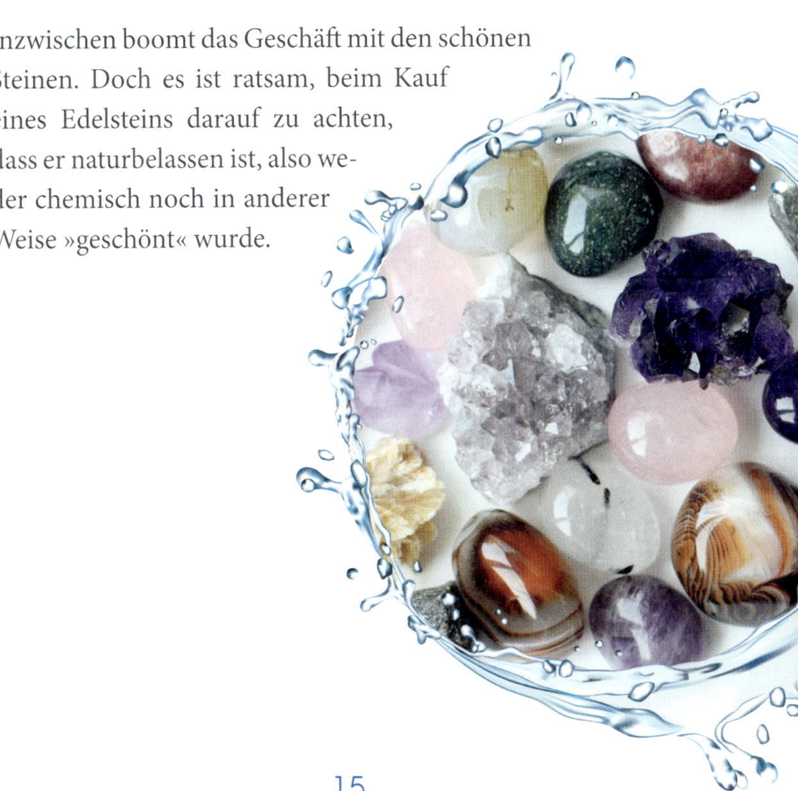

Wasser und Steine – eine Verbindung von Urkräften

Die Verbindung der Kräfte von Wasser und Edelsteinen wurde hierzulande von Hildegard von Bingen erstmals detailliert beschrieben. Die Möglichkeit, Trinkwasser mit Steinen energetisch aufzubereiten, wird aber auch von Einzelnen, die noch nie von der Klosterfrau gehört haben, und in jeder Generation immer wieder neu entdeckt. Überall dort, wo die Menschen sich intensiv mit Edelsteinen beschäftigen, sie bei sich tragen und ihre Kraft spüren, entwickelt sich der Wunsch, die Wirkung dieser edlen Naturwunder auf noch direktere Art zu erfahren. Was liegt dann näher, als sie ins Trinkwasser zu legen?

DIE GRUNDLAGEN

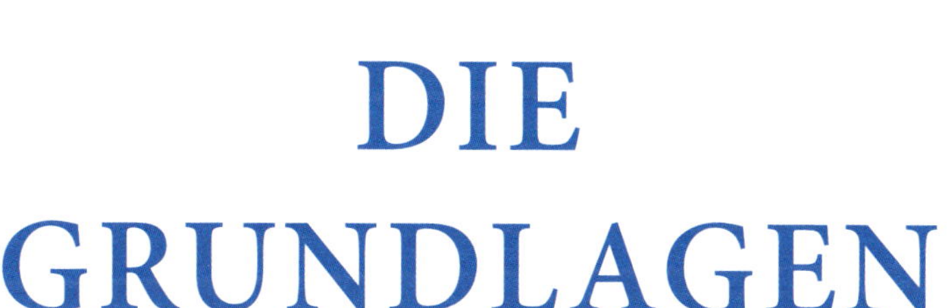

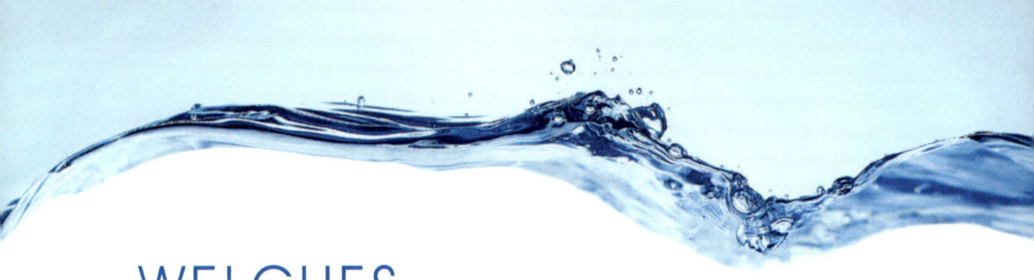

WELCHES WASSER NEHME ICH?

Oft ist mit dieser Frage gemeint, ob Leitungswasser ausreicht. Es ist möglich, Edelsteinwasser mit normalem Leitungswasser anzusetzen. Allerdings liegt der einzige Vorteil dieses Wassers darin, dass es schnell zur Hand ist. Durch die chemischen Reinigungsverfahren in den Wasserwerken und durch das Fließen in den Leitungen ist dieses Wasser mit Informationen gesättigt und manchmal auch mit Schadstoffen kontaminiert, die die Übertragungsfähigkeit der Steine beeinträchtigen und Informationen überlagern können.

Durch die Aufbereitung des Leitungswassers haben Sie die Gewähr, dass es sauber und »leer« ist. Damit erhalten Sie die reine und volle Information der Steine.

Ein solches »gutes« Wasser hat eine viel höhere Aufnahmekapazität. Zudem wirken keine störenden Schwingungen. Vielleicht haben Sie zu Hause eine Osmose-Anlage oder andere Möglichkeiten, das Wasser zu verbessern (z. B. Zeolith, Aktivkohlefilter). Andernfalls empfiehlt sich ein Wasser ohne Kohlensäure aus der Glasflasche. Es lohnt sich, hier mehrere Produkte zu testen. Mineralstoffarmes Wasser gilt als beste Basis für das Einlegen von Heilsteinen. Lassen Sie sich aber ruhig von Ihrem Gefühl leiten und auch den eigenen Geschmack entscheiden, um das Richtige für sich zu wählen.

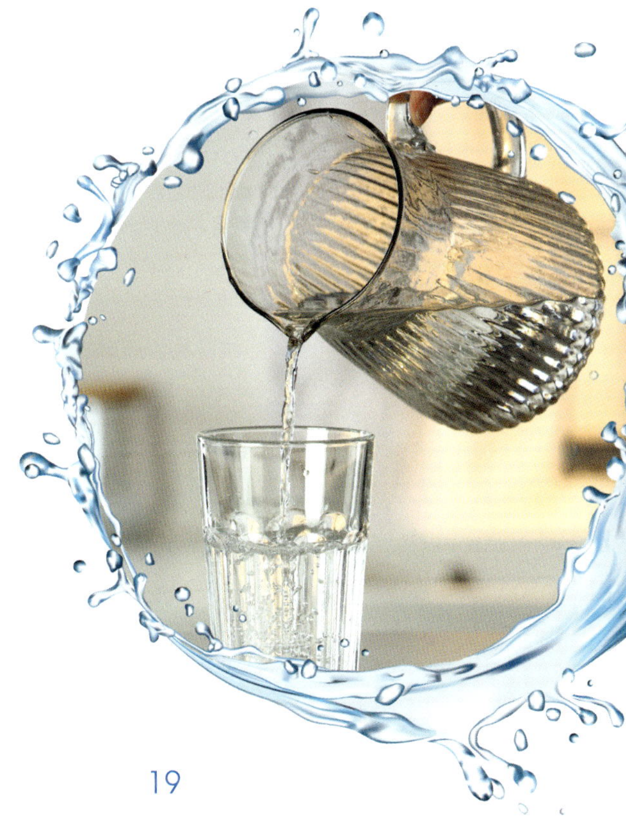

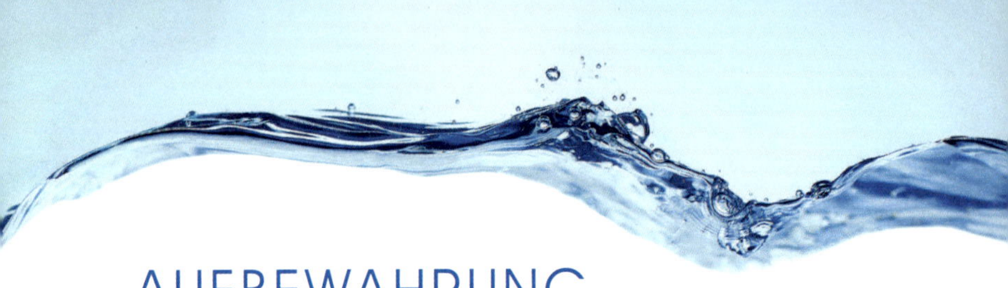

AUFBEWAHRUNG UND TRANSPORT DES HEILSTEINWASSERS

Am besten eignet sich eine Glaskaraffe mit 1 oder 1,5 Liter Fassungsvermögen. Bei Steingut sollten Sie darauf achten, dass die Glasur im Krug keine Risse aufweist. Metall- oder Plastikflaschen sollten Sie vermeiden. Für den Standort der Karaffe wählen Sie einen gut zugänglichen, aber vor zu viel Tageslicht und Wärme (Algenbildung, Verkeimung) geschützten Platz.

Für unterwegs sind Glasflaschen am besten geeignet.

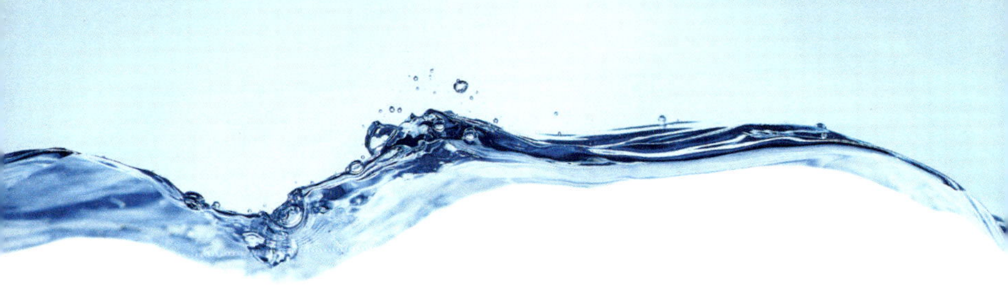

WELCHE STEINE VERWENDE ICH?

Wie bei allen Produkten aus der Natur gibt es auch bei Edelsteinen Unterschiede bezüglich ihrer Nutzbarkeit. Es gibt jene, die aufgrund ihrer chemischen Zusammensetzung und ihrer Beschaffenheit sehr gut geeignet sind, solche, die nur kurz ins Wasser gelegt werden dürfen, sowie einige, die vermieden werden sollten oder auf keinen Fall benutzt werden dürfen.

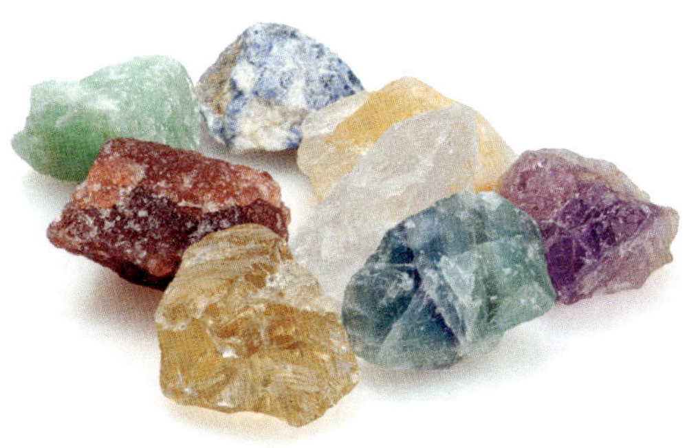

Geeignete Edelsteine

Die Edelsteine in der folgenden Tabelle können Sie ohne Bedenken für die Aufbereitung Ihres Trinkwassers nutzen. Allerdings gibt es große Unterschiede bezüglich ihrer Wirkintensität. Verwenden Sie beim Mischen sehr stark wirkende Edelsteine sparsamer, weil diese die Wirkung der anderen Steine überlagern können. Beim Diamanten z. B. genügt ein weizenkorngroßes Rohstück für 1 Liter Wasser, beim Rosenquarz benötigen Sie wesentlich mehr. Darüber hinaus spielt auch die Qualität der einzelnen Steine eine Rolle. Klare oder farbintensive Exemplare wirken in der Regel stärker als trübe oder blasse. Auch Muttergestein beeinträchtigt die gewünschte Wirkung. Achten Sie deshalb auf eine gute Qualität der Ware.

In der Spalte »Mineral« der nachfolgenden Tabelle finden Sie alle Edelsteine, die Sie ohne Bedenken ins Trinkwasser geben können. (Die Angaben beziehen sich auf die klassische, in diesem Buch beschriebene Edelsteinwasserherstellung durch Einlegen der Steine in Trinkwasser. Andere Herstellungsmethoden sind nicht berücksichtigt.)

Eventuelle Besonderheiten zum jeweiligen Mineral finden Sie bei den Mischungen ab S. 50.

Die Angaben in der Spalte »Verfügbarkeit« richten sich nicht nach der Häufigkeit des Vorkommens eines Minerals in der Natur, sondern nach der Angebotslage in den Mineralienhandlungen sowie danach, ob Sie dort die für Ihr Wasser geeigneten Qualitäten erhalten.

Der Wirkungsgrad unterscheidet zwischen Heilsteinen von sanfter, mittlerer und intensiver Wirkkraft. Da besonders gute Qualitäten stärker wirken können, sind bei einigen Steinen zwei Grade angegeben.

In der letzten Spalte der Tabelle ist die maximale Menge eines Minerals angegeben (damit ist das Wasser gesättigt). Bei Mischungen mit drei oder vier Steinsorten sollte die Menge jeder Sorte reduziert werden, damit die Gesamtmenge der Steine von 250 bis maximal 400 g pro Liter Wasser eingehalten wird. Dies gilt für Mischungen mit Steinen von sanfter bis mittlerer Wirkung. Bei intensiv wirkenden Steinen nehmen Sie entsprechend weniger.

(Die Zugabe von Bergkristall ist bei allen Mengenangaben bereits berücksichtigt – siehe dazu S. 53.)

Mineral	Verfügbarkeit	Wirkungsgrad/ A-Qualität	Menge auf 1 Liter Wasser
Achat (alle Sorten)	gut	sanft	150–250 g
Amazonit	gut	sanft/mittel	100–150 g
Amethyst	gut	sanft	150–250 g
Ametrin	gering	mittel	80–130 g
Angelit	gering	sanft/mittel	100–150 g
Apatit	gering	mittel	50–100 g
Apophyllit	gut	sanft	150–200 g
Aquamarin	gut	mittel/intensiv	50–100 g
Aragonit	gut	sanft	150–200 g
Aventurin	gut	sanft	150–200 g
Baumachat	gut	sanft	150–200 g
Bergkristall	gut	sanft/mittel	100–250 g
Bernstein	gut	mittel	30–70 g
Blauquarz	gut	sanft	150–200 g
Calcit	gut	sanft	150–250 g
Chalcedon	gut	sanft	130–180 g
Charoit	gering	mittel	100–150 g
Chrysopras	gut	mittel	80–130 g
Citrin	gut	mittel	100–150 g
Coelestin	gering	mittel	80–130 g
Danburit	gering	mittel/intensiv	50–100 g

Mineral	Verfügbarkeit	Wirkungsgrad/ A-Qualität	Menge auf 1 Liter Wasser
Diamant	gering	sehr intensiv	0,5–2 g
Disthen	gering	mittel/intensiv	50–100 g
Dolomit	gut	sanft	150–200 g
Dumortierit	gut	sanft	150–200 g
Eldarit	gut	mittel	100–150 g
Epidot	gut	sanft	150–200 g
Falkenauge	gut	sanft	150–200 g
Feldspat	gering	sanft	150–200 g
Feueropal	gering	intensiv	20–70 g
Flint	gering	sanft	150–200 g
Fluorit	gut	mittel	100–150 g
Fossilien	gering	sanft	100–150 g
Girasol	gering	mittel/intensiv	80–130 g
Granat	gut	intensiv	50–100 g
Hämatit	gut	intensiv	50–100 g
Heliotrop	gut	sanft/mittel	100–150 g
Jade	selten	intensiv	30–80 g
Jaspis	gut	sanft	150–200 g
Karneol	gut	sanft	150–250 g
Koralle	gering	sanft	100–150 g
Kunzit	gering	intensiv	30–80 g

Mineral	Verfügbarkeit	Wirkungsgrad/ A-Qualität	Menge auf 1 Liter Wasser
Labradorit	gut	mittel	100–150 g
Lapislazuli	gut	mittel/intensiv	50–100 g
Larimar	selten	intensiv	20–70 g
Lepidolith	gering	sanft/mittel	100–150 g
Magnesit	gut	sanft	150–250 g
Marmor	gering	sanft	150–200 g
Mondstein	gut	mittel	100–150 g
Mookait	gut	sanft	150–200 g
Moosachat	gut	sanft/mittel	130–180 g
Nephrit	gut	mittel/intensiv	50–100 g
Obsidian	gut	mittel/intensiv	50–100 g
Onyx	gering	mittel	100–150 g
Opal, edel	gering	intensiv	20–50 g
Orthoklas	selten	mittel/intensiv	30–80 g
Ozeanchalcedon	gering	sanft	130–180 g
Peridot	gering	intensiv	30–70 g
Picassomarmor	gering	sanft	130–180 g
Prasem	gut	sanft	150–200 g
Prehnit	gering	mittel	100–150 g
Quarzkatzenauge	selten	mittel	80–130 g
Rauchquarz	gut	sanft/mittel	150–200 g

Mineral	Verfügbarkeit	Wirkungsgrad/ A-Qualität	Menge auf 1 Liter Wasser
Rhodochrosit	gering	intensiv	50–100 g
Rhodonit	gut	sanft/mittel	130–180 g
Rhyolith (Regenwaldjaspis)	gering	sanft	150–200 g
Rosenquarz	gut	sanft	150–250 g
Rubin	gering	intensiv	30–70 g
Rutilquarz	gering	mittel	80–130 g
Saphir	selten	intensiv	30–70 g
Sarder	selten	mittel	80–130 g
Sardonyx	gut	sanft	130–180 g
Schneequarz	gut	sanft	150–200 g
Schungit	gering	mittel/intensiv	60–120 g
Serpentin	gut	sanft	150–200 g
Smaragd	gering	intensiv	30–70 g
Sodalith	gut	sanft	150–200 g
Sonnenstein	gut	mittel/intensiv	50–100 g
Spinell	selten	intensiv	10–20 g
Tansanit	selten	intensiv	10–20 g
Tektit	gut	intensiv	50–100 g
Thulit	gering	intensiv	50–100 g
Tigerauge	gut	sanft	150–200 g

Mineral	Verfügbarkeit	Wirkungsgrad/ A-Qualität	Menge auf 1 Liter Wasser
Tigereisen	gut	mittel/intensiv	100–150 g
Topas	selten	intensiv	30–70 g
Turmalin, farbig	gering	intensiv	50–100 g
Verkieseltes Holz	gut	sanft	150–200 g
Zoisit	gut	sanft	130–180 g

(Die Richtwerte in der Tabelle beziehen sich auf die Herstellungsmethode des Einlegens von Edelsteinen in kaltes Wasser.)

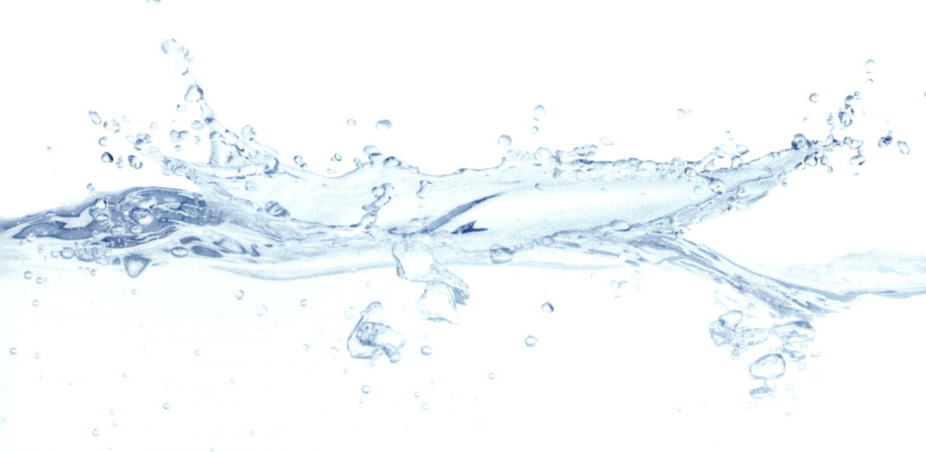

Vermeiden Sie behandelte Edelsteine

- Gebrannte Edelsteine (z. B. gebrannter Citrin): Sie haben nicht die gleiche Wirkung wie naturgefärbte Steine.
- Edelsteine mit Kunstharzbehandlung zum Stabilisieren (poröse Steinsorten), Edelsteine mit Öl- oder Wachsüberzug zur Glättung der Oberfläche sowie eingefärbte Steine (z. B. eingefärbter Achat): Abgesehen von der beeinträchtigten Schwingung des Steines können sich Mikropartikel lösen und in Ihr Wasser gelangen. Das Gleiche gilt für geklebte Steine (Dubletten, Tribletten).
- Bestrahlte Edelsteine (z. B. blauer Topas): Sie werden mit Radon bestrahlt und erhalten dadurch negative Informationen, die sie an das Wasser weitergeben.
- Unechte Steine wie Imitationen oder Synthesen weichen in ihrer Wirkung komplett von ihren Vorbildern ab und sind deshalb ebenfalls nicht für Ihr Wasser geeignet.

Wählen Sie vorzugsweise rohe Edelsteine von annehmbarer Qualität. Sollten Sie einen gewünschten Stein nicht in dieser Form finden, können Sie auch Trommelsteine verwenden, jedoch sollten diese unbehandelt sein.

Bedingt geeignete Edelsteine

- Alunit, Halit, Selenit und Ulexit können sich teilweise auflösen oder zerfallen. Ein Wasser, das mit einem dieser Steine aufbereitet wurde, ist daher nur für die äußere Anwendung geeignet.
- Bojisteine, Hämatit, Magnetit, Moqui-Marbles und Tigereisen sind stark eisenhaltig und können im Wasser korrodieren, d. h. unbrauchbar werden. Lassen Sie diese Steine daher maximal zwei Stunden im Wasser, und trocknen Sie sie danach gut ab. Da es sich bei ihnen um stark wirkende Steine handelt, reicht diese Dauer aus.

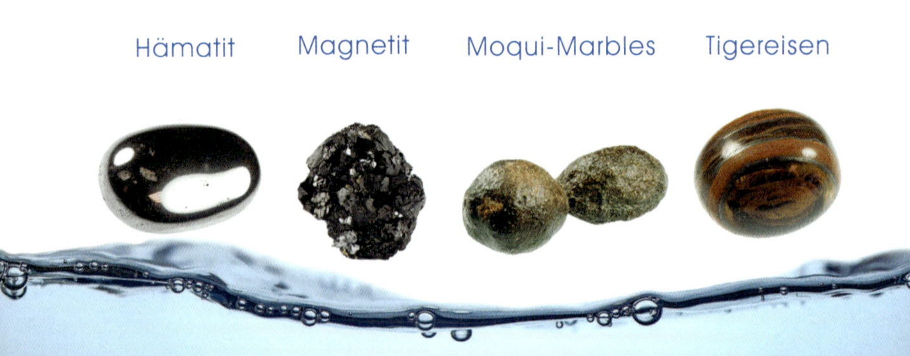

Ungeeignete und giftige Edelsteine

Wie in vielen Produkten der Natur können auch in Steinen gelegentlich Gifte oder gesundheitsschädigende Stoffe enthalten sein. Die Intensität, aber auch die Löslichkeit dieser Stoffe sind dabei sehr unterschiedlich.

Diese Steine enthalten gesundheitsschädigende oder giftige Substanzen und dürfen nicht ins Trinkwasser!

Antimonit, Anglesit, Atacamit, Auripigment, Azurit, Azurit-Malachit, Bleiglanz, Borax, Bournonit, Cerussit, Chalkanthit, Cuprit, Eilat, Eisen-Nickel-Meteorit, Erythrin, Galenit, Gaspeit, Jamesonit, Konichalcit, Krokoit, Kryolith, Lopezit, Olivenit, Malachit, Markasit, Mimetesit, Nickelkies, Proustit, Psilomelan, Pyrit, Pyromorphit, Realgar, Schwefel, Tetraedrit, Vanadinit, Villiaumit, Wulfenit, Zinnober, Zitronenchrysopras

Vorsicht auch bei Steinen, die Sie nicht kennen oder in diesem Buch nicht finden, denn viele Edelsteine sind auf ihre Wirkung im Trinkwasser noch nicht ausreichend getestet.

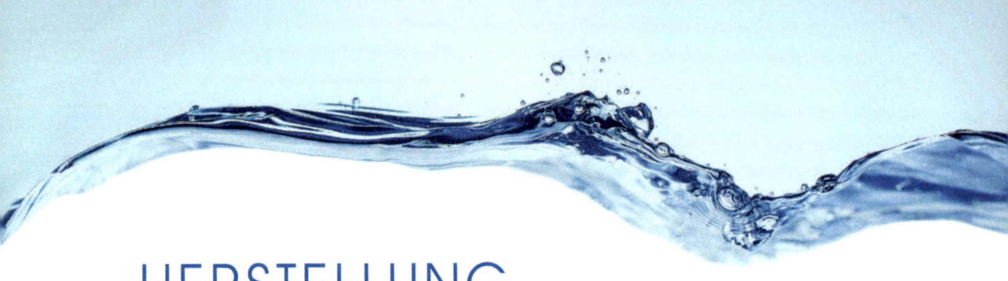

HERSTELLUNG UND EINWIRKZEIT

Wenn Sie die geeigneten Steine für Ihr Heilwasser erworben haben, bestimmen Sie die konkrete Menge der einzelnen Steinsorten. Orientieren Sie sich dabei an den Angaben der Tabelle (ab S. 24). Bei kleineren Mengen wird Ihre Mischung entsprechend schwächer. Größere Mengen als die, die in der Tabelle angegeben sind, zu verwenden, ist wenig sinnvoll, denn ab diesen ist das Wasser »gesättigt« und wird keine weiteren Informationen mehr aufnehmen.

Wenn Sie die passenden Steine in der richtigen Menge ausgewählt haben, waschen Sie diese in einem Sieb unter fließendem Wasser gründlich und sammeln sie anschließend einzeln mit der Hand heraus, damit sich kleine Partikel wie Sand oder Splitter von den Steinen lösen und später nicht in Ihr Wasser gelangen.

Zur Erinnerung: Die Gesamtmenge Ihrer Steine sollte zwischen 250 und 400 g pro Liter Wasser liegen.

Legen Sie die Edelsteine vorsichtig in die Karaffe, und füllen Sie diese mit dem Wasser auf – das schont sie und vermeidet unschöne Gebrauchsspuren.

Übrigens: Aus eigener Erfahrung und durch Bestätigung vieler Anwender weiß ich, dass sich die Wirkung der Steine schneller auf das Wasser überträgt, als dies in manchen Büchern oder im Internet beschrieben wird. Ähnlich wie bei energetisierenden Symbolen auf Gläsern oder Karaffen hat das Wasser schon nach 20 Minuten alle wichtigen Informationen aufgenommen und kann diese an den Anwender weitergeben. Sie müssen also morgens keinesfalls auf Ihr Edelsteinwasser verzichten, sollten Sie am Vorabend einmal vergessen haben, es anzusetzen.

Allerdings vertiefen sich die Informationen, ja, man könnte fast sagen, sie vernetzen sich vielfältiger, wenn die Edelsteine acht Stunden vorher in das Wasser gelegt wurden.

Bedecken Sie die Karaffe mit einer Untertasse, falls Sie keinen Deckel zur Hand haben, damit es nicht zu Verunreinigungen kommen kann.

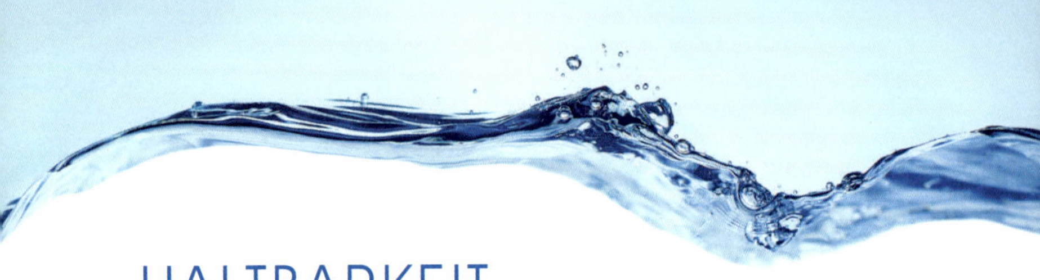

HALTBARKEIT DES EDELSTEINWASSERS

Zur Aufbewahrung stellen Sie die Karaffe in den Kühlschrank oder – falls Ihnen das Wasser in diesem Fall am nächsten Morgen zu kalt sein sollte – an einen kühlen, von Tageslicht abgeschirmten Ort. Auf diese Weise halten Sie Ihr Wasser optimal frisch.

Sollten Sie einmal »altes« Wasser vom Vortag getrunken haben, können Sie ganz getrost sein, denn Tests haben ergeben, dass Edelsteinwasser mehrere Tage keimfrei bleibt, deutlich länger als unbehandeltes Wasser.*

* Michael Gienger/Joachim Goebel: Edelsteinwasser. Herstellung, Anwendung, Wirkung. Neue Erde, Saarbrücken 2006.

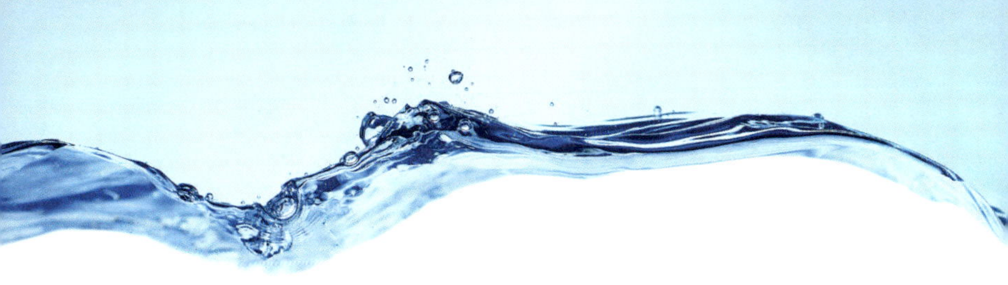

WIE LANGE IST EIN STEIN EINSATZBEREIT?

Bei einem Steinalter von teilweise mehreren hundert Millionen Jahren wirkt die Frage fast ein wenig vermessen. Die Kraft, die der Edelstein in seinem Kristallgitter trägt, lässt sich nicht einfach so löschen. Was ist also passiert, wenn ein Stein »nicht mehr so wirkt wie am Anfang«?

Am häufigsten liegt es am »Gewöhnungseffekt«. Wenn eine Person den richtigen Stein für die persönlichen Belange oder auch Beschwerden gefunden hat, ist die Wirkung mit dem Bruch eines Staudamms vergleichbar: Schlagartig werden ungeahnte Energien frei, die sich mit Wucht ihren Weg bahnen und dorthin fluten, wohin sie sollen. Doch nach und nach senkt sich der Pegel, das Wasser fließt in seiner natürlichen Weise, bis es seinen »Normzustand« erreicht hat. So ist es auch mit den Energien im Körper.

In manchen Fällen kann der Edelstein aber auch »verschmutzen«, d. h., es bildet sich eine Art negative Aura um ihn – etwa durch Krankheit oder durch die negative Lebensweise seines Trägers –, die in der Lage ist, den Energielevel des Steins herabzusetzen oder völlig zu blockieren. Der Stein wirkt dann oft matter oder dunkler. Sie spüren instinktiv, dass er Ihnen in diesem Zustand nicht mehr helfen kann, wodurch Ihre Aufmerksamkeit für ihn nachlässt. In solchen Momenten »verabschiedet« er sich häufig, indem er Ihnen hinunterfällt und zerbricht oder verloren geht.

Deshalb ist es wichtig, die Edelsteine, mit denen man arbeitet, regelmäßig zu reinigen. Das gilt auch für Wassersteine, die durch langen Einsatz eine Kalkschicht bekommen haben, wodurch ein Teil ihrer Energie blockiert sein könnte.

Im folgenden Abschnitt finden Sie Tipps, wie Sie Ihre Wassersteine reinigen können, um lange Freude an ihnen zu haben. Sollte eine zufriedenstellende Reinigung nicht mehr möglich sein, geben Sie den Stein zurück in die Natur, beispielsweise in den Garten zu Ihren Lieblingsblumen oder in einen Fluss.

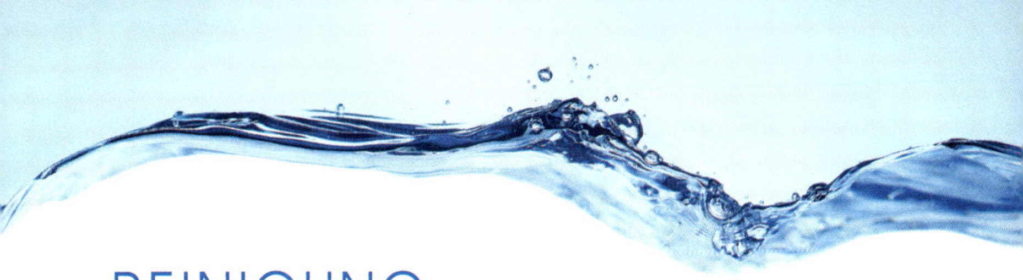

REINIGUNG DER WASSERSTEINE

Meine Empfehlung ist, nur so viel Steinwasser herzustellen, wie Sie bis zum nächsten Ansetzen benötigen. Nach dem Leeren der Karaffe entnehmen Sie die Steine, spülen sie unter fließendem Wasser ab, trocknen sie sorgfältig und bewahren sie an einem trockenen Ort auf, um einer eventuellen Verkeimung der Steine vorzubeugen. Auch »neue« Steine reinigen und verwahren Sie auf diese Weise. Bei täglicher Reinigung bleiben die Steine sehr lange einsatzfähig – wahrscheinlich länger, als sie gebraucht werden.

Sollte sich mit der Zeit dennoch ein Belag auf den Steinen absetzen, empfehle ich die Reinigung mit einer Naturbürste.

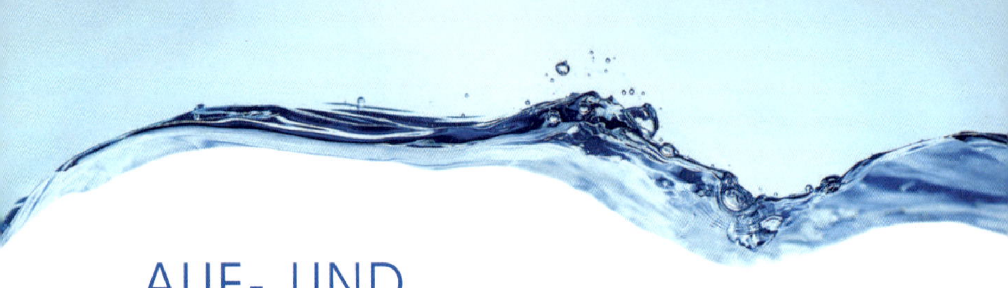

AUF- UND ENTLADUNG

Edelsteine sind in der Lage, Informationen aufzunehmen und zu speichern. Das kann absichtlich mit einer sanften Programmierung erfolgen, wenn man die Wirkung des Steins beispielsweise verstärken will. Dazu wird der Stein mit einer Affirmation besprochen oder – je nach gewünschter Information – dem Mond- oder Tageslicht ausgesetzt (keine direkte Sonne). Eine weitere Möglichkeit besteht darin, den Stein auf eine Bergkristallgruppe zu legen. Das Aufladen kann bei Wassersteinen jeden Tag wiederholt werden, auf diese Weise werden die Informationen erhalten. Achten Sie dabei darauf, dass die Programmiermethode zu dem Edelstein passt (Roter Jaspis mit Kraftaffirmation, Mondstein ins Mondlicht, Heliotrop ins Tageslicht usw.).

Ungewollte Programmierungen vollziehen sich in der Regel bei Steinen, die direkt am Körper getragen werden. Sie nehmen die Schwingungen ihres Trägers auf und sind dadurch in ihrer Wirkungsweise eingeschränkt oder gar mit negativen Informationen »verschmutzt«. Bevor der Stein weitere Verwendung findet, sollte er von diesen befreit werden. Das Waschen unter fließendem Wasser ist eine der besten Methoden und kommt zuerst zum Einsatz. Eine intensive Reinigung und Entladung sollten Sie auch bei Ihren neu gekauften Wassersteinen vornehmen, denn Sie wissen nicht, durch wie viele Hände sie schon gegangen sind. Diese erste, gründliche Reinigung und Entladung reicht in der Regel aus. Bei sehr starken Belastungen können Sie den Stein nach dem Waschen für einige Tage in eine Druse legen oder in Heilerde betten.

Da sich Edelsteine, die ausschließlich für das Energetisieren von Wasser genutzt werden, hauptsächlich in diesem reinigenden, neutralen Element befinden, besteht keine Gefahr einer ungewollten Informationsaufladung.

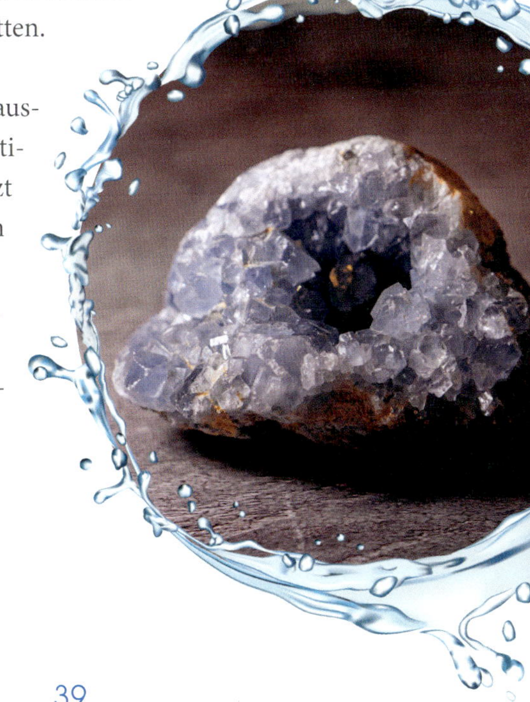

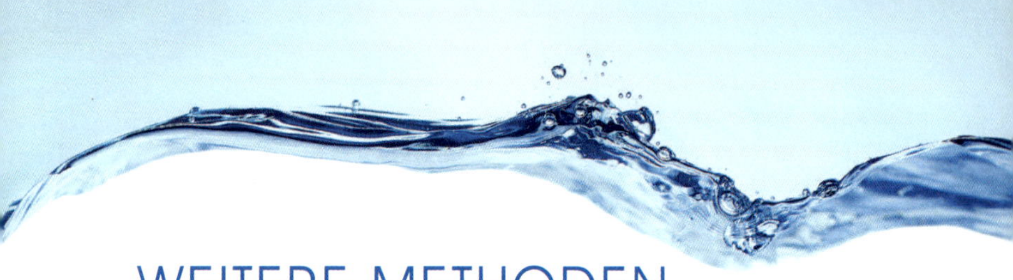

WEITERE METHODEN, UM EDELSTEINWASSER HERZUSTELLEN

Edelsteine ins Wasser zu legen, ist bei vielen Anwendern die bevorzugte Aufbereitungsmethode, weil sie so vielseitig und variabel und dabei gleichzeitig sehr einfach in der Handhabung ist. Darüber hinaus ist sie sehr preisgünstig. Dennoch möchte ich Ihnen hier kurz einige andere gängige Methoden vorstellen.

Bekannt sind z. B. die »VitaJuwel«-Glasstäbe, in denen die Edelsteine in Wasser eingelegt sind. Die Stäbe sind nicht nur formschön, sondern auch äußerst praktisch, da sie leicht zu reinigen und sofort wieder einsetzbar sind. Sie werden einfach in die mit Wasser gefüllte Karaffe gestellt. Es gibt sie inzwischen mit einer Vielzahl von Mischungen.

Eine ähnliche Funktionsweise hat die Reagenzglasmethode. Hierbei legen Sie Ihre Edelsteine in ein Reagenzglas und stellen dieses ins Wasser. Die Aufnahme der Steininformation dauert bei dieser Methode länger als beim direkten Einlegen ins Wasser. Sie bietet den Vorteil, dass Sie auch Steine nutzen können, die nicht direkt ins Wasser gelegt werden dürfen.

Das Gleiche gilt für das Einleiten mittels Bergkristall. Bei dieser Methode wird eine Bergkristallspitze (mit der Spitze zum Wasser) zwischen das Wassergefäß und den gewünschten Stein gelegt. Der Bergkristall leitet nun die Energie des Steins in das Wasser. Auch bei dieser Methode dauert die Energetisierung länger als beim Einlegen.

Für die Wasserdampfmethode legen Sie zwei Holzstäbe (Essstäbchen) parallel über den Rand eines mit Wasser gefüllten Kochtopfes und platzieren darauf Ihren gereinigten Edelstein. Nun lassen Sie das Wasser 30 Minuten kochen. Der Dampf kondensiert am Stein und tropft zurück in den Topf. Nach dem Abkühlen können Sie Ihr Heilsteinwasser sofort nutzen.

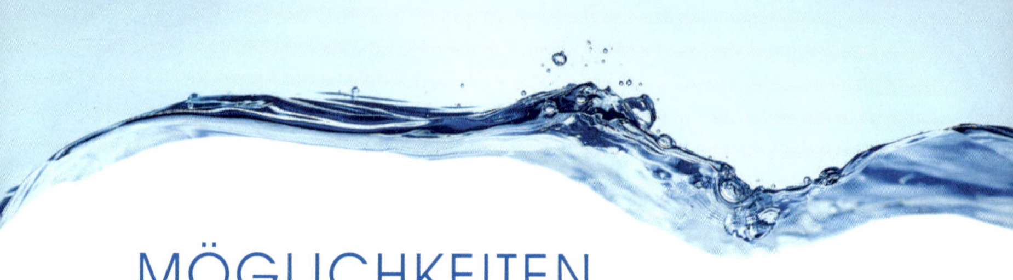

MÖGLICHKEITEN DER NUTZUNG VON EDELSTEINWASSER

Neben dem Trinken gibt es eine Reihe weiterer Anwendungsmöglichkeiten von Edelsteinwasser.

Energetisierte Bäder sind inzwischen äußerst beliebt. Um eine gute Wirkung zu erzielen, sollte das Kristallwasser sehr intensiv sein. Bereiten Sie zu diesem Zweck Wasser mit der maximal angegebenen Menge an Edelsteinen in gewohnter Weise auf, und lassen Sie es vor dem Gebrauch zehn bis 24 Stunden ziehen. Nach dem Füllen der Wanne geben Sie Ihr Heilsteinwasser zum Badewasser. Diese Methode eignet sich besonders zur Entspannung, Beruhigung, Belebung, aber auch bei einer Erkältung.

Auch Umschläge sind eine Wohltat und wirken direkt. Dazu nehmen Sie ein sauberes Baumwolltuch, tränken es mit dem Edelsteinwasser und wickeln es um die entsprechende Körperstelle. Wiederholen Sie diese Prozedur drei- bis viermal innerhalb einer Stunde. Sie ist besonders empfehlenswert bei Kopfschmerzen, Fieber, Muskelverspannungen oder Sonnenbrand.

Edelsteinwasser eignet sich auch als Raumspray zur Klärung des Raumklimas. Dazu setzen Sie ein Wasser von hoher Intensität (siehe Badewasser) an und füllen es in eine handelsübliche Sprühflasche. Ein solches Spray neutralisiert den Raum vor allem bei energetischen Verunreinigungen, die durch schlechte Stimmung (»dicke Luft«) sowie durch einen Mangel an Schutz, beispielsweise bei seelischer (mentaler) Schwäche, Angreifbarkeit durch Krankheit oder in einer schweren Lebensphase, entstehen können.

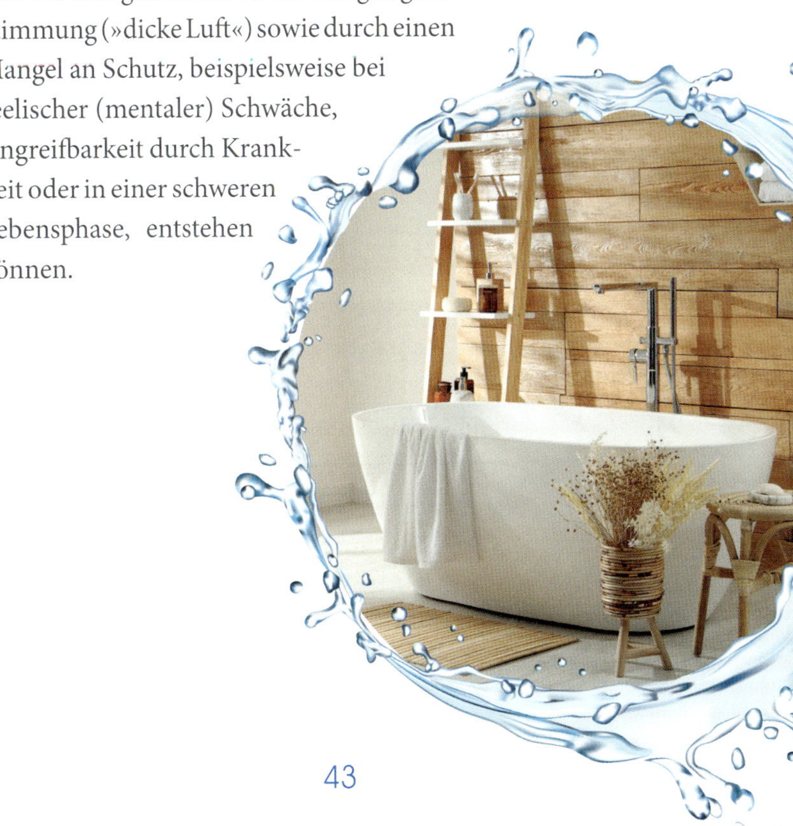

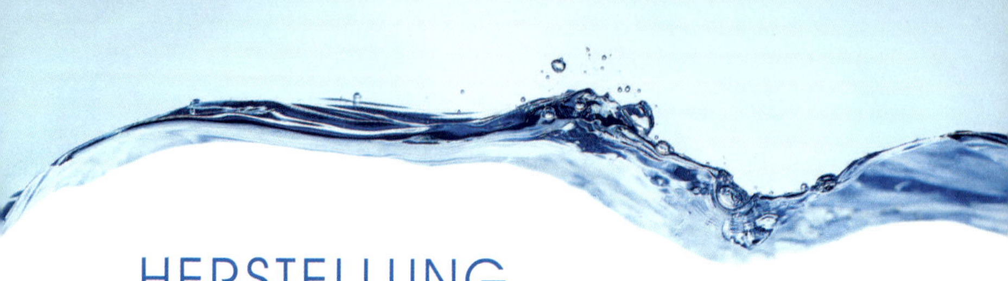

HERSTELLUNG WEITERER PRODUKTE MIT EDELSTEINEN

Um die Kraft der Steine zu nutzen, gibt es natürlich noch viele andere Möglichkeiten. Hier möchte ich kurz drei der häufigsten Verfahren vorstellen. Für die Auswahl der Steine, deren Reinigung und alle weiteren Maßnahmen gelten dieselben Regeln wie für das Heilsteinwasser.

Die Edelsteinessenz: Sie bereiten mit gutem Wasser und Edelsteinen von reiner Qualität ein starkes Kristallwasser zu und stellen es acht Stunden an einen Kraftort, in Tages- oder Mondlicht oder auf Kraftsymbole wie den Baum des Lebens, je nachdem, welche Energie Sie noch darin bündeln möchten. Anschließend befüllen Sie damit eine gereinigte Glasflasche zu zwei Dritteln und füllen sie mit Weinbrand oder Melissengeist auf. Verschließen Sie sie gut. Sie können auch einen der Steine mit in die Flasche geben. Er bleibt so lange darin, bis die Essenz aufgebraucht ist. Edelsteinessenzen sind lange haltbar und eignen sich zum Einnehmen sowie für die äußere Anwendung. Sie sind besonders praktisch, wenn Sie viel unterwegs oder auf Reisen sind.

Öl mit Edelsteinen: Geben Sie in 200 ml naturreines Jojobaöl etwa ein Viertel der Steinmenge hinein, die für 1 Liter Wasser nötig wäre (vorzugsweise kleine Stücke), und lassen Sie es wenigstens 24 Stunden stehen. Danach können Sie die Steine entnehmen oder auch bis zum Aufbrauchen des Öls darin belassen. Das Öl ist gut zur Hautpflege oder zur Behandlung äußerer Verletzungen geeignet.

Salbe mit Edelsteinenergie: Wählen Sie eine neutrale Creme (50 ml) ohne Zusätze, und geben Sie 20 Tropfen Edelsteinöl hinein. Mischen Sie die Salbe gut, um die Emulsion zu halten. Sie eignet sich bei Hautproblemen, bei Verletzungen, aber auch bei Muskelkater oder Prellungen. Tipp: Reiben Sie die Salbe mit einem gut polierten Bergkristallscheibenstein sanft in die Haut ein.

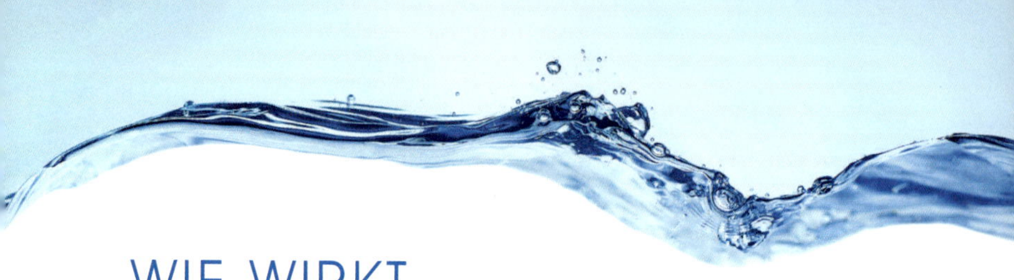

WIE WIRKT EDELSTEINWASSER?

Ein Edelstein wirkt über seine Schwingungen, die nicht nur den Körper ansprechen, sondern auch die Verstandes- und die Gemütsebene erfassen. Diese Schwingungen korrespondieren mit unseren eigenen und stimulieren sie in positiver Weise. So können Körper und Geist gleichermaßen für unsere Gesundheit arbeiten. Im Gegensatz zu Medikamenten, die an einer Stelle des Körpers einen Wirkstoff zeitlich begrenzt freigeben, setzen die Edelsteine einen Prozess in Gang, der die Selbstheilungskräfte des Menschen anregt oder gar freisetzt.

Jeder Stein hat seine charakteristischen Schwingungen, mit denen er seine Informationen transportiert.

Wie ist es dann möglich, dass bei drei oder vier unterschiedlichen Steinen eine ganz bestimmte Eigenschaft, die sie gemein haben, besonders hervortritt, wenn sie zusammen ins Wasser gelegt werden? Es funktioniert ähnlich wie bei durchscheinenden Folienbildern, auf denen jeweils verschiedene sowie gleiche Strukturen zu sehen sind. Alle gleichen Strukturen ergeben beim Übereinanderlegen der Bilder eine immer deutlicher hervortretende Gesamtinformation, während die Bildsegmente, die sich unterscheiden, in den Hintergrund rücken. Angenommen, Sie haben drei Steine, bei denen ein Faktor, z. B. die Stärkung der Muskeln, übereinstimmt. Hier werden die Steine in ihrem Zusammenspiel diesen Faktor in der Wirkung hervorheben, ihn komplettieren.

Die einzelnen für Sie wichtigen Informationen der Steine sind in Ihrer Wassermischung somit zu einer eigenen, homogenen Gesamtinformation verschmolzen.

Sie finden bei den Mischungen ab S. 50 bei jedem Stein in kurzen Worten den Faktor seines Wirkspektrums, der in dieser Verbindung hervortritt.

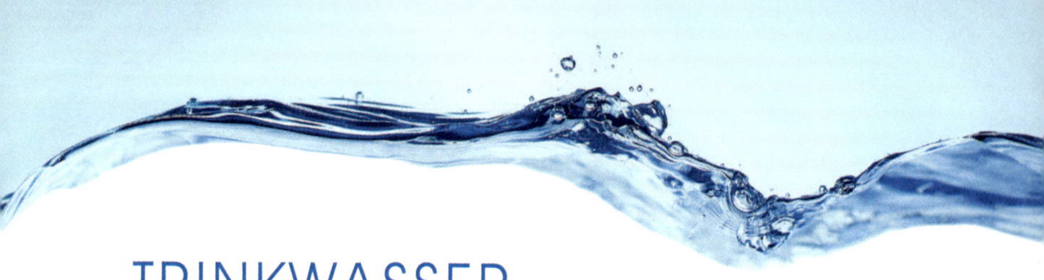

TRINKWASSER ODER HEILWASSER?

Jedes Wasser, dessen Wirkung in eine bestimmte Richtung zielt, ist letztlich ein Heilwasser. Sie können sich vorstellen, dass sensible Menschen selbst auf Mischungen mit sanft wirkenden Steinen stark reagieren können, wenn eine gemeinsame Eigenschaft hervorgehoben wird. Daher empfehle ich, eine neue Mischung vorsichtig zu testen, indem Sie über eine gewisse Zeit alle 20 Minuten ein halbes Glas davon trinken und anschließend Ihre körperlichen Reaktionen beobachten. Ist innerhalb von ein bis zwei Stunden eine deutliche Wirkung spürbar, sollte die Mischung nur gut dosiert genutzt werden, denn sie stellt für Sie ein Heilwasser dar.

Als tägliche leichte Trinkwassermischung mit sanftem Wirkeffekt müsste die Zusammensetzung deutlich abgeschwächt oder müssten allzu intensive Edelsteine daraus entfernt werden.

Im Falle, dass ein Heilwasser ausdrücklich gewünscht ist, kann Ihr Edelsteinwasser mit anderen Mengenverhältnissen (Mischungsinhalt auf ½ Liter Wasser), längerer Einwirkungszeit (mindestens 24 Stunden) oder intensiver wirkenden Edelsteinen verstärkt werden. Achten Sie auf eine gut dosierte Einnahme.

In einem Mehrpersonenhaushalt ist es ratsam, für das gemeinsame Trinkwasser allgemein wirkende Steine zu wählen. Dazu ist die Grundmischung (S. 51) hervorragend geeignet.

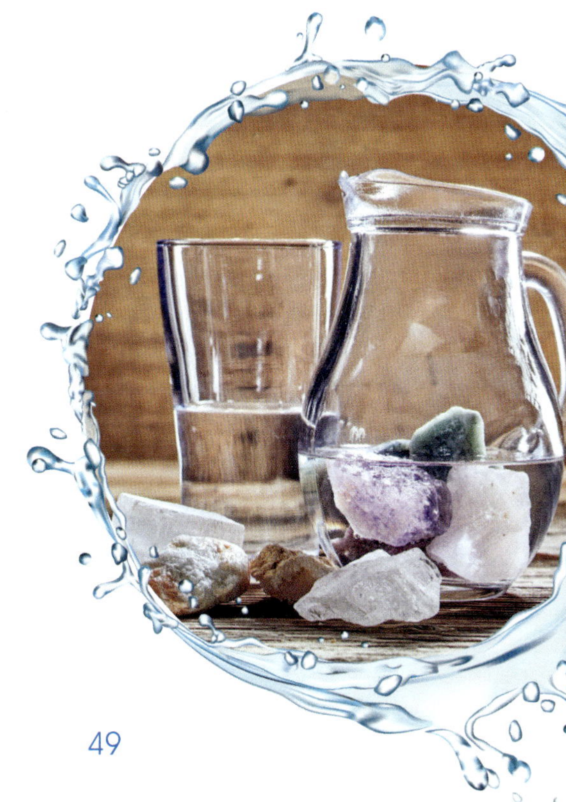

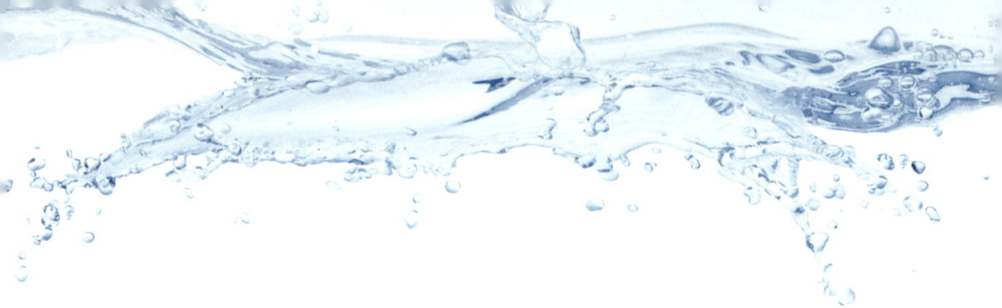

35 MISCHUNGEN

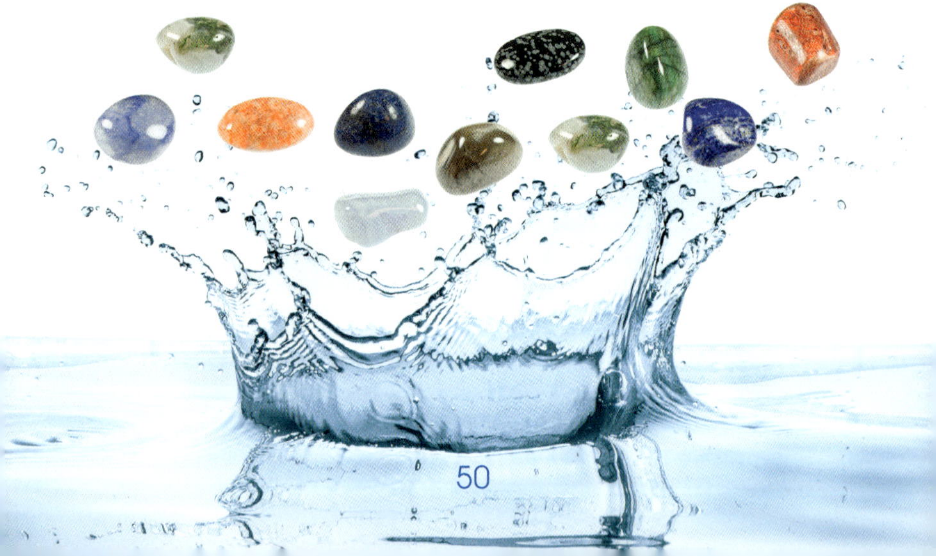

GRUNDMISCHUNG

Heilkundige, die mit Pflanzen arbeiten, berichten einstimmig, dass die Pflanze, die wir am häufigsten brauchen, meist an unserem Wegrand steht. In meiner Arbeit mit den Steinen ist mir aufgefallen, dass dies auch für das Mineralreich gilt. Amethyst, Bergkristall und Rosenquarz finden wir fast auf der ganzen Welt in vergleichsweise großen Mengen. Ihre sanfte, aber vielschichtige und umfassende Wirknatur macht sie so geeignet für unser tägliches Wasser. Seine Qualität verbessert sich, und es bekommt einen höheren Energielevel, der alle Ebenen im menschlichen Körper anspricht und harmonisiert.

Amethyst: für die geistige und für die Verstandesebene

Bergkristall: für alle körperlichen Ebenen

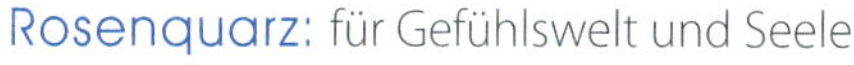

Rosenquarz: für Gefühlswelt und Seele

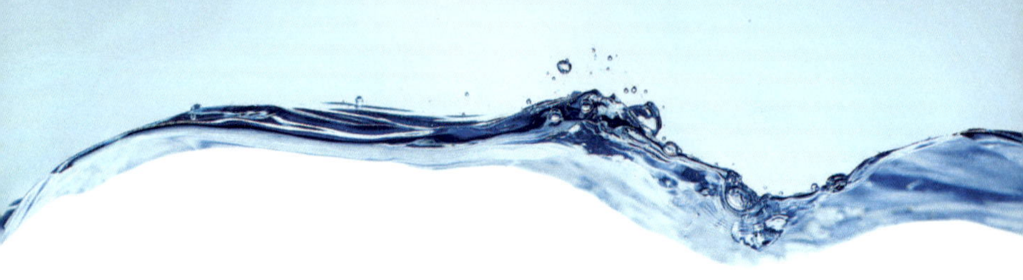

WEITERE MISCHUNGEN VON A BIS Z

In der folgenden Übersicht finden Sie 34 verschiedene Gesundheitsthemen und die dazu passenden Edelsteine, die Sie für Ihr Edelsteinwasser nutzen können. Diese Edelsteine sind eine Auswahl, d. h., Sie nehmen nicht alle aufgelisteten Steine, sondern wählen drei bis maximal fünf davon für Ihren persönlichen Bedarf aus, wobei Sie sich von Ihrer Intuition oder von den Kurzbeschreibungen leiten lassen können, die neben jedem Stein stehen. Wenn Sie nur wenige Steine auswählen, erhalten Sie ein übersichtliches Wirkspektrum des Wassers. Gleichzeitig halten Sie sich die Option offen, Steinsorten durch andere passende auszutauschen, vor allem dann, wenn Sie bei längerer Anwendung der Mischung eine Gewöhnung bemerken.

Durch den Austausch einer oder zweier Steinsorten können Sie auch leichte Veränderungen herbeiführen, die dem Ausgangspaket eine gewisse Flexibilität geben.

1. Beispiel: In Ihrer »Energie und Vitalität«-Mischung (S. 66) befinden sich Bergkristall, Karneol, roter Jaspis und Tigereisen. Nach cin paar Tagen hat sich ein guter Energielevel eingependelt, Sie wollen diesem nun eine leichte, beschwingte Note geben. Deshalb tauschen Sie Tigereisen und roten Jaspis gegen Danburit und Rhodochrosit.

2. Beispiel: Sie kämpfen mit einem grippalen Infekt und lindern Ihre Beschwerden mit einer »Atemwege«-Mischung (S. 60) aus Blauquarz, Chalcedon und Moosachat. Nach den ersten zwei Tagen entnehmen Sie Blauquarz und Chalcedon und legen dafür Smaragd und Koralle ins Wasser, um Ihre Lungen und Bronchien zu schützen.

Hinweis: Der Bergkristall, den Sie jeder Mischung als Verstärker hinzufügen können, ist nur aufgeführt, wo er mit seinen spezifischen Informationen einen wichtigen Beitrag zu der beschriebenen Mischung leistet.

ALLERGIEN MILDERN

Allergien können verschiedene Erscheinungsformen annehmen – von tränenden Augen, Schnupfen, Husten und Niesen über Haut- und Atemprobleme bis hin zu Magen-Darm-Beschwerden.

Diese wunderbare Mischung unterstützt Sie dabei, mit Ihrer Allergie besser fertig zu werden. Sie lindert die Beschwerden und beleuchtet die Auslöser Ihrer Allergie.

Eine Allergie kann für die Betroffenen sehr belastend sein und den Alltag stark einschränken, deshalb mein Tipp: Wenn Sie unter einer Vielzahl an Symptomen leiden, legen Sie alle vier Steine im gleichen Verhältnis ins Wasser. Andernfalls wählen Sie den Stein, der für Ihr individuelles Thema am stimmigsten ist.

Apophyllit: bei allergiebedingten Erkrankungen der Atemwege

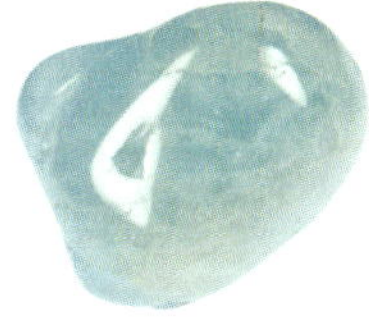

Aquamarin: gegen Heuschnupfen und andere Allergien

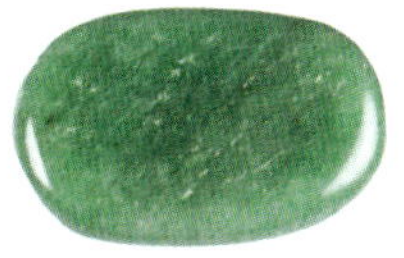

Aventurin: bei Hautausschlag

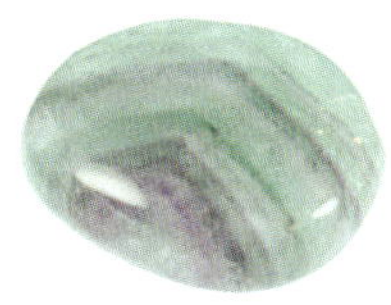

Fluorit: hilft, die Hintergründe von Allergien zu erkennen

ÄNGSTE BEWÄLTIGEN, VERTRAUEN GEWINNEN

Jeder Mensch hat Ängste. Dabei sollte man meinen, dass es in einer Welt wie unserer, in der Sicherheit einen derart hohen Stellenwert besitzt und die Menschen vor vielen eventuellen Gefahren gewarnt oder von ihnen abgeschottet werden, kaum noch Furcht gibt. Das Gegenteil ist der Fall!

Die folgenden Steine können helfen, mit Ängsten fertig zu werden. Dadurch erhöht sich die Lebensqualität um ein Vielfaches.

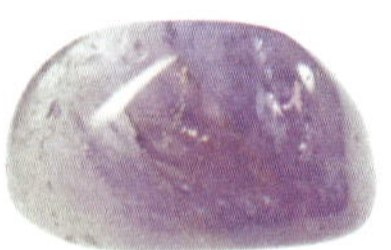

Amethyst: lässt Sorgen verblassen, schenkt neues Vertrauen in sich und in die Welt

Apophyllit: gegen Unsicherheit und Beklemmungen

Dumortierit: hilft, Lebensängste hinter sich zu lassen

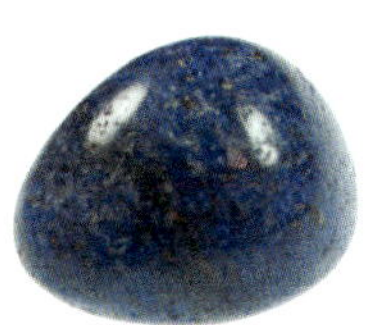

Moosachat: löst tief sitzende Ängste

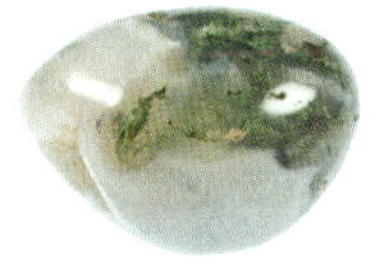

Obsidian: löst Ängste und Traumata

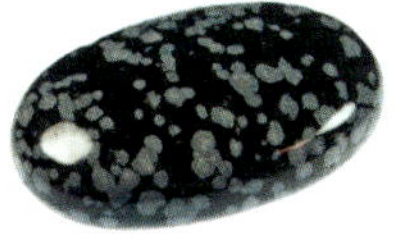

Sonnenstein: schenkt Mut und Zuversicht

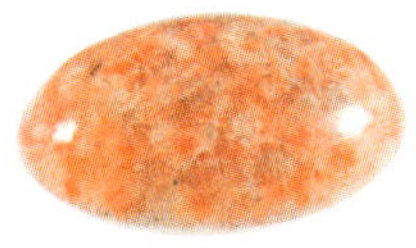

ANTI-AGING-PAKET

Gesundheit und Beweglichkeit von Körper und Geist halten uns jung. Diese Mischung reinigt und entschlackt einerseits und unterstützt andererseits die Neubildung von Zellgewebe. Sie baut die Kraft des Körpers auf und hält den Geist frisch und aufnahmefähig.

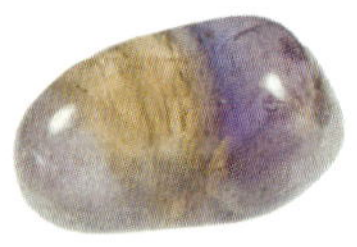

Ametrin: fördert die Entschlackung und die Zellerneuerung

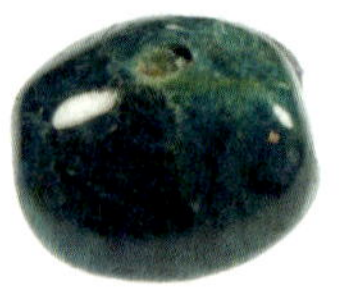

Apatit: unterstützt den Zellaufbau und die Beweglichkeit der Gelenke, erhöht den Energielevel

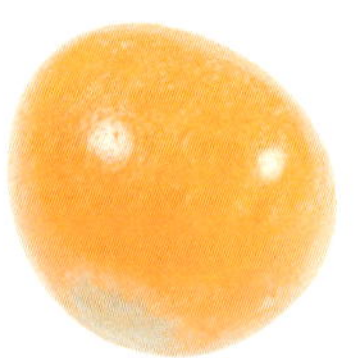

Calcit: beugt Osteoporose vor, stärkt das Immunsystem

Fluorit: begünstigt die Regeneration der Haut, hält körperlich und geistig beweglich

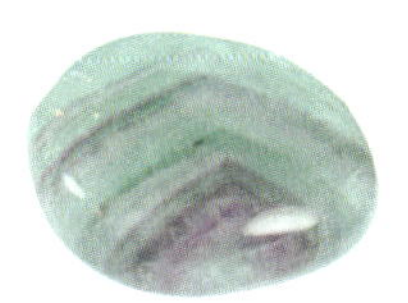

Schichtachat: hält Haut und Gefäße gesund und in Form

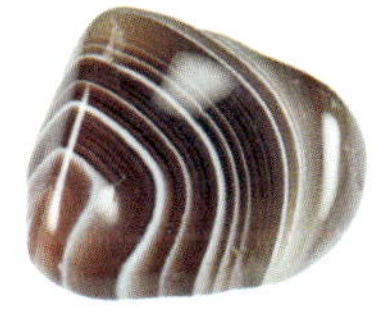

Schungit: verleiht Schönheit und Frische durch Reinigung des Körpers (Bitte beachten: Der Schungit kann das Wasser dunkel färben.)

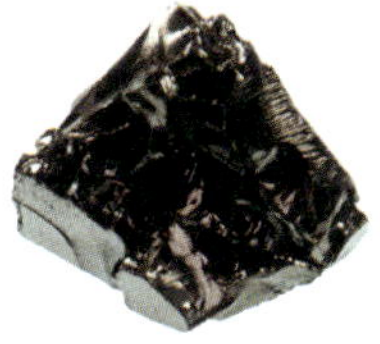

Tigereisen: für Vitalität und Leistungsfähigkeit, gegen schnelles Ermüden (Eisenhaltig! Maximal zwei Stunden ins Wasser legen.)

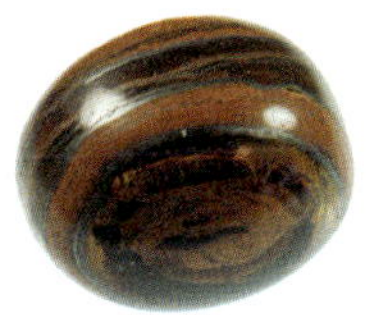

ATEMWEGE

Die Schleimhäute unserer Atemwege sind permanent großen Belastungen ausgesetzt. Diese »Atemwege«-Mischung befreit von Verschleimungen sowie belastenden Stoffen und fördert den Abtransport von Keimen. Durch die Stärkung der Immunabwehr schützt sie zusätzlich vor neuen Infekten.

Mein Tipp: Im Falle einer Atemwegserkrankung empfehle ich ein Wasser mit Blauquarz, Chalcedon, Lapislazuli und Moosachat. Nach dem Abklingen der Symptome können Sie die Schleimhäute mit Flint, Koralle und Smaragd wiederaufbauen.

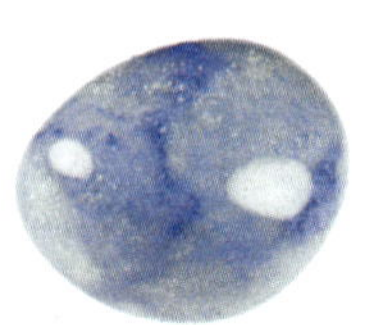

Blauquarz: gegen Entzündungen in Lunge und Bronchien

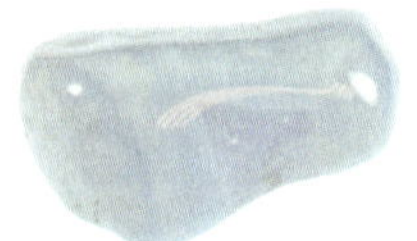

Chalcedon: bei Halsbeschwerden

Flint: für gesunde Schleimhäute und saubere Lunge

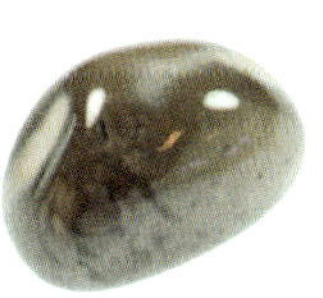

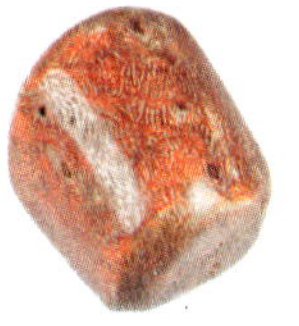

Koralle: für freie Lungen und Bronchien

Lapislazuli: lindert Heiserkeit und Erkältung

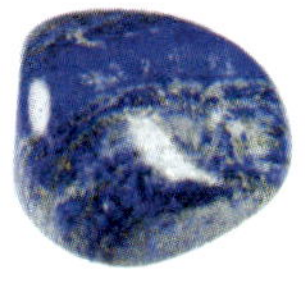

Moosachat: bei Infektionen der Atemwege

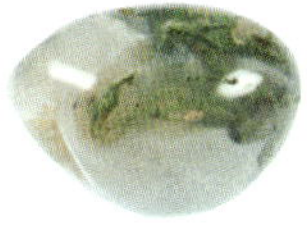

Smaragd: fördert die Gesundheit der oberen Atemwege und Nebenhöhlen

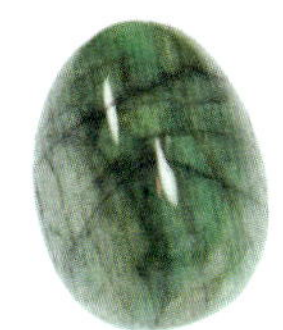

AUSGEGLICHENHEIT UND COOLNESS

Bei dieser Mischung liegt das Augenmerk auf der Fähigkeit, selbst in schwierigen Momenten und in belastenden Situationen in der eigenen Mitte zu bleiben und besonnen zu handeln. Menschen, die aufgrund ihres Wesens oder übermäßiger Belastungen schnell die Nerven verlieren oder gar aggressiv werden, hilft diese Mischung, »über den Dingen zu stehen«.

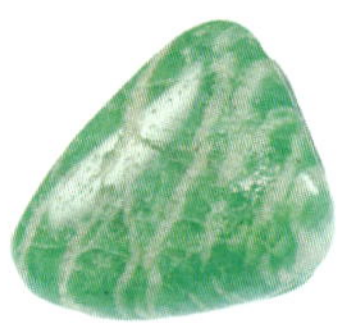

Amazonit: gegen Stimmungsschwankungen

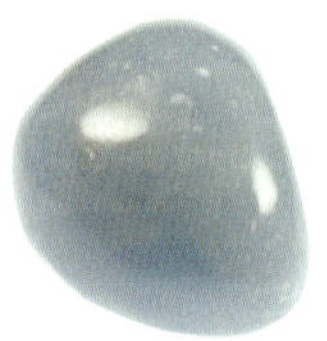

Angelit: beugt psychischen Belastungen vor

Blauquarz: für Gelassenheit und einen kühlen Kopf

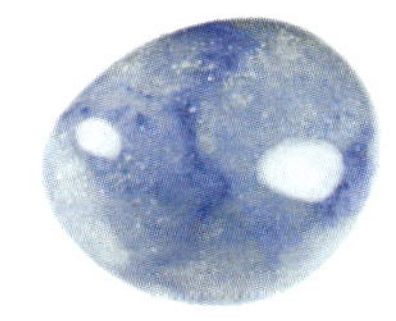

Falkenauge: verschafft Überblick, Distanz und einen anderen Blickwinkel

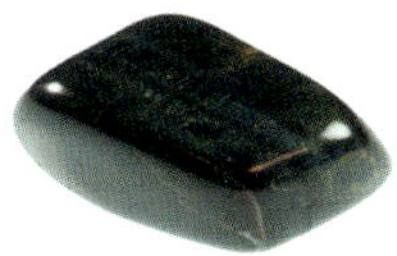

Heliotrop: für Kontrolle in schwierigen Situationen

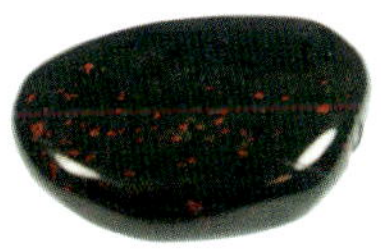

Jaspis, gelb: verleiht Besonnenheit und Ruhe

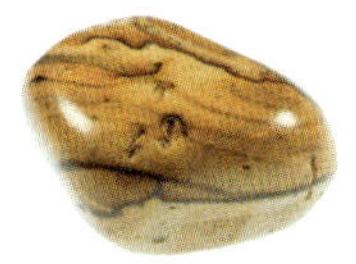

Nephrit: hilft, bei Ärger Ruhe zu bewahren

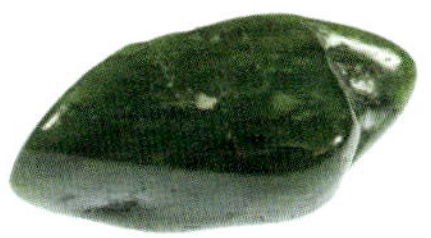

Prasem: für Selbstbeherrschung und Selbstreflexion

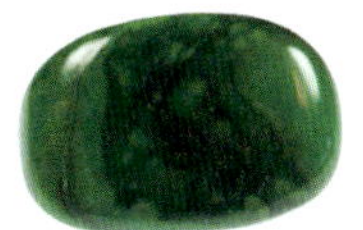

BLUTDRUCK

Ein zu niedriger Blutdruck ist meist anlagebedingt und keine Krankheit im eigentlichen Sinne, doch besonders wohl fühlen sich die Betroffenen damit nicht. Blutniederdruck geht einher mit Symptomen wie Schwindelgefühl und Abgeschlagenheit, die an arbeitsreichen Tagen sehr belastend sein können. In seltenen Fällen können sie auch ein Hinweis auf eine Organstörung wie beispielsweise Herzmuskelschwäche sein, die durch einen Arzt abgeklärt werden sollte.

Bei permanent erhöhtem Blutdruck leben Sie dagegen mit einem großen Gesundheitsrisiko. Er setzt Blutgefäße und Herz einer Dauerbelastung aus, kann zu Herzinfarkt, Schlaganfall und anderen ernsthaften Organschädigungen führen. Der Gang zum Arzt ist hier unerlässlich. Das passende Edelsteinwasser kann Sie neben den ärztlichen Maßnahmen zusätzlich unterstützen, da es auf einer anderen Ebene wirkt als Medikamente.

Mit diesen Steinen helfen Sie Ihrem Blutdruck, wieder in Balance zu kommen.

Granat, Rubin: heben den Blutdruck

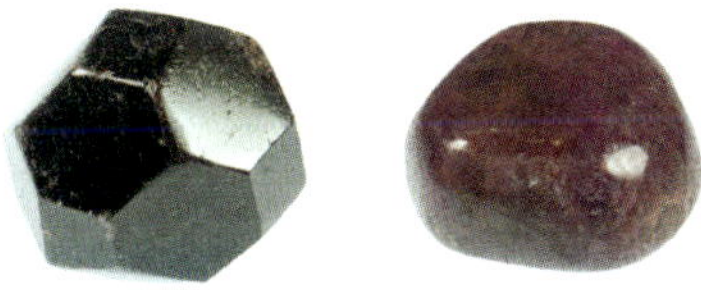

Labradorit, Lapislazuli: senken den Blutdruck

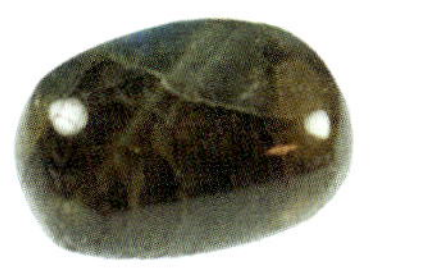

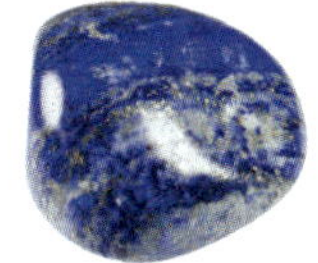

ENERGIE UND VITALITÄT

Unter den Edelsteinen gibt es eine Vielzahl von Energie- und Kraftspendern. Jeder von ihnen steht für Tatkraft, Ausdauer und Vitalität. Sie helfen bei Antriebsschwäche und Abgeschlagenheit und unterstützen Sie bei Vorhaben, bei denen Sie viel Energie und Durchhaltevermögen brauchen. Wählen Sie für Ihr Wasser die für Sie wichtigsten Steine aus.

Bergkristall: bester Kraftsammler und -überträger

Danburit: erfrischt und schenkt schnelle Erholung

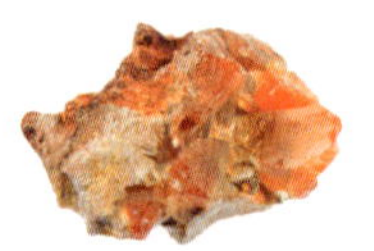

Feueropal: gibt schnell Energie

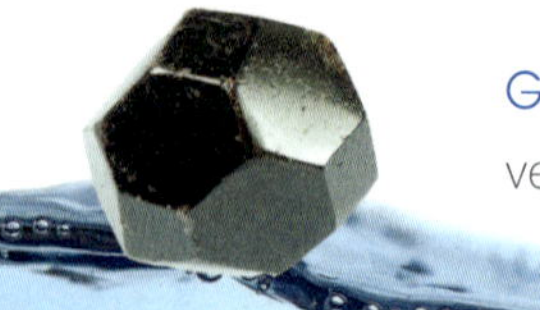

Granat: für Kraft, Ausdauer und Durchhaltevermögen

Hämatit: stärkt die körperliche und mentale Kraft (Eisenhaltig! Maximal vier Stunden ins Wasser legen.)

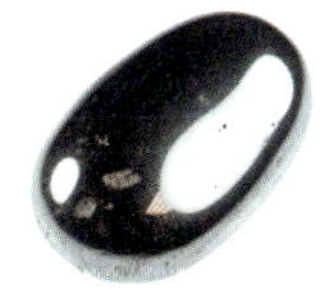

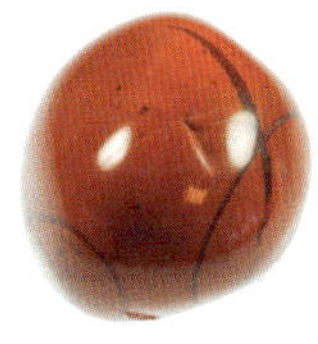

Jaspis, rot: schenkt Kraft für Körper und Geist

Karneol: verleiht Tatkraft und gute Laune

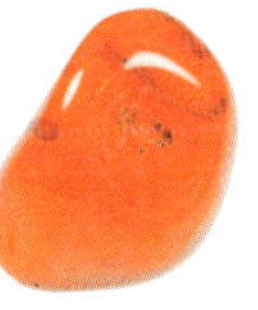

Rubin: vitalisiert und kräftigt

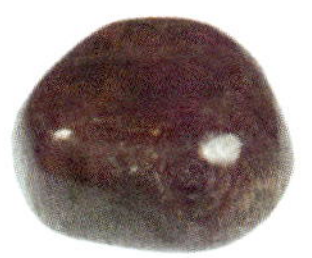

Rhodochrosit: steigert die Leistungsfähigkeit

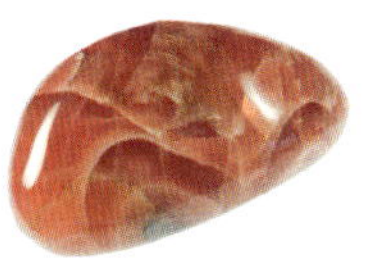

Tigereisen: gegen Erschöpfung und Müdigkeit (Eisenhaltig! Maximal zwei Stunden ins Wasser legen.)

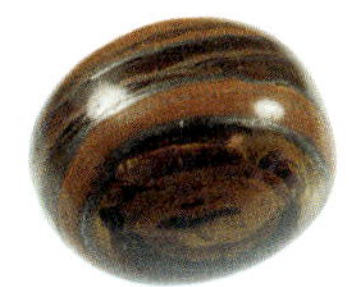

ENTGIFTUNG UND REINIGUNG

Mit dieser Mischung können Sie Ihre körperliche Entgiftung hervorragend unterstützen. Sie regt die reinigenden Prozesse in den Zellen an und schwemmt die Schlacken aus dem Körper.

Mein Tipp: Nehmen Sie während der Einnahme des Heilwassers auch noch reichlich andere Flüssigkeiten – z. B. einen leichten Tee – zu sich, damit alles Gelöste abtransportiert werden kann.

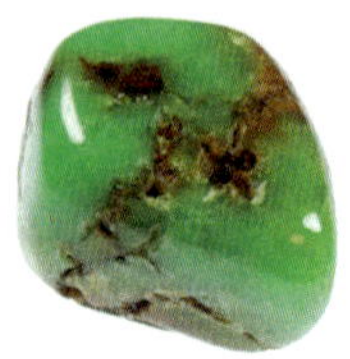

Chrysopras: fördert die Entschlackung von leichten bis schweren Stoffen

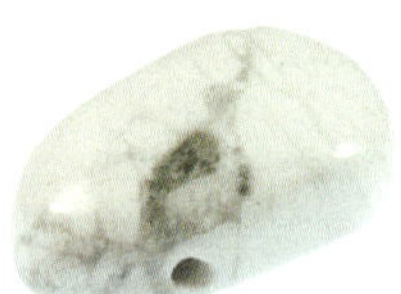

Magnesit: schwemmt Gifte aus

Nephrit: regt die Nieren zur Entgiftung des Körpers an

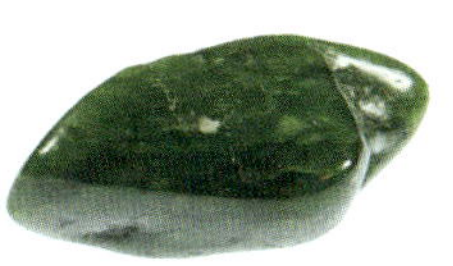

Peridot: regt die Reinigung und Entgiftung durch Stärkung von Leber und Galle an

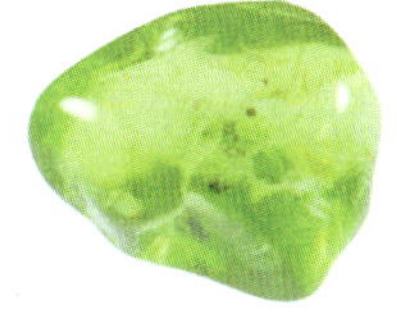

Schungit: entsorgt Giftstoffe aus allen Körperregionen (Bitte beachten: Der Schungit kann das Wasser dunkel färben.)

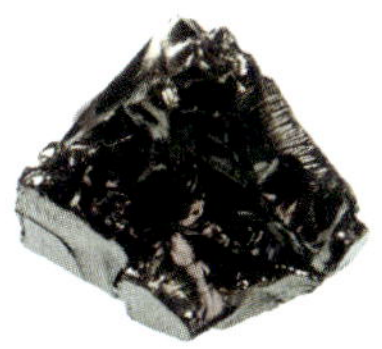

Turmalin (Verdelith): hilft, Giftstoffe auszuscheiden

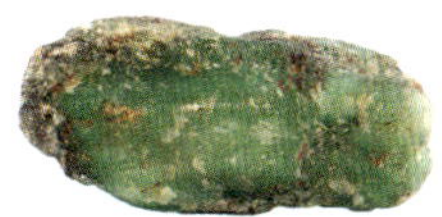

ENTSÄUERUNG

Viele unserer Speisen übersäuern den Körper. Dazu kommen Überlastungen und Stress, die ebenfalls zu Übersäuerung führen können. Die folgenden Steine werden Ihnen beim Abbau der Säure behilflich sein.

Die Ursachen für Übersäuerung sind sehr unterschiedlich, deshalb mein Tipp: Wählen Sie für die ersten drei Tage Labradorit und Smaragd, für die nächsten Heliotrop und Dolomit und nach einer Woche Charoit und Serpentin. Nehmen Sie zusätzlich viel Flüssigkeit zu sich.

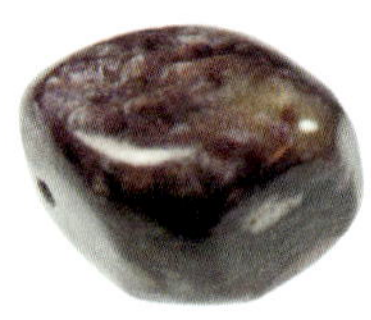

Charoit: macht den Körper basisch

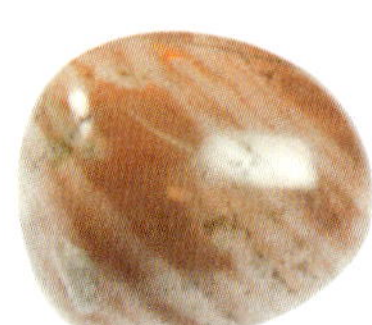

Dolomit: bindet Säure

Heliotrop: entsäuert, wehrt Krankheitserreger ab

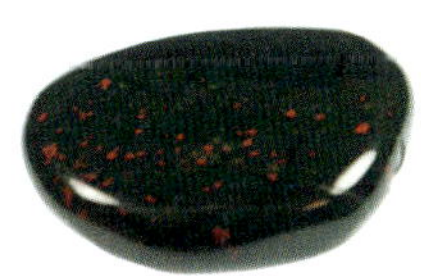

Labradorit: verhindert Übersäuerung und beugt somit Rheuma vor

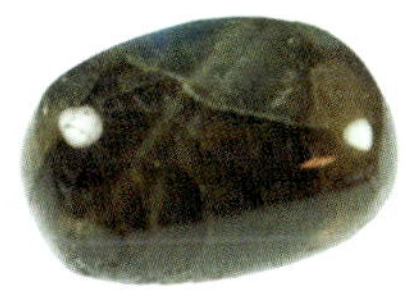

Serpentin: schützt Magen und Nieren vor Übersäuerung

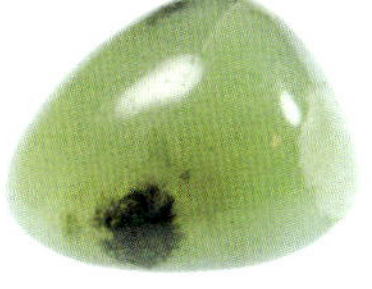

Smaragd: schwemmt Säure aus den Zellen

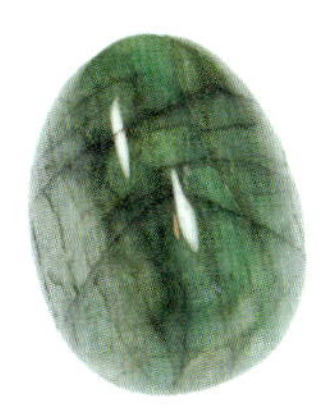

ENTWICKLUNG, WACHSTUM, HORMONE

In bestimmten Lebensphasen braucht der Mensch mehr »Baustoffe« für die Gewährleistung einer gesunden Entwicklung als in anderen. Das gilt für das Wachstum bei Kindern ebenso wie in der Pubertät, in der Schwangerschaft oder beim Wiederaufbau der Körperkräfte nach einer langen Ruhe- oder Krankheitszeit.

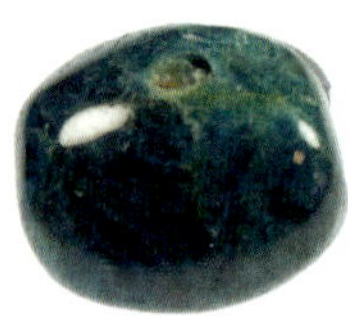

Apatit: für geistige und körperliche Entwicklung, unterstützt Aufbau der Zellen

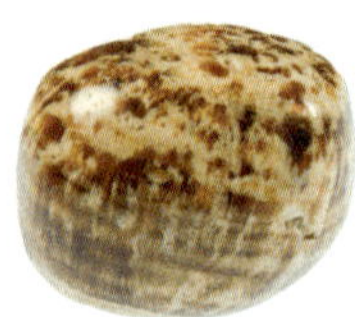

Aragonit: fördert eine gute Entwicklung

Calcit: für ein gesundes Wachstum und die Calciumversorgung

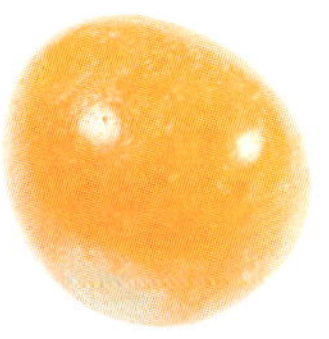

Granat: für einen gesunden Stoffwechsel

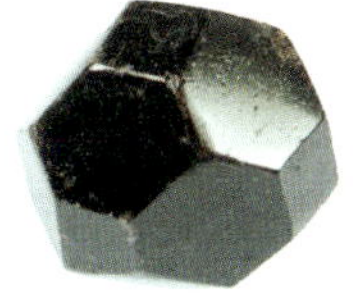

Marmor: unterstützt den Zellaufbau, stärkt das Immunsystem

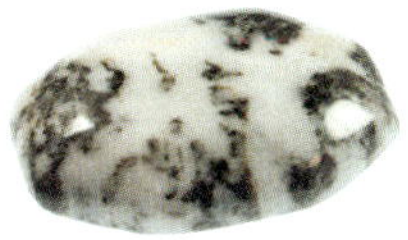

Mondstein: sorgt für einen ausgeglichenen Hormonhaushalt

Quarzkatzenauge: bei hormonellen Überfunktionen

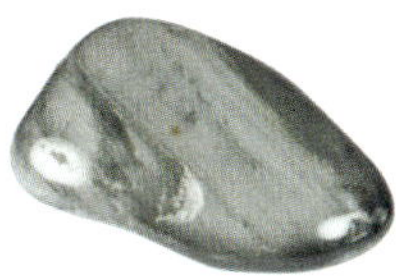

ENTZÜNDUNGEN MILDERN, FIEBER SENKEN

Wenn der Körper glüht, hilft diese kühlende Mischung. Sie lindert Entzündungen im Körper und auf der Haut und leitet die überschüssige Hitze hinaus. Im akuten Fall können Sie alle zehn Minuten ein Glas des angesetzten Wassers trinken.

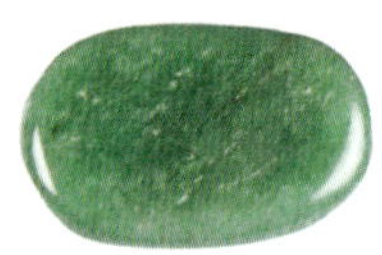

Aventurin: bei Hautentzündungen und Sonnenbrand

Bergkristall: lindert und kühlt dort, wo es gebraucht wird

Blauquarz: wirkt fiebersenkend und kühlend

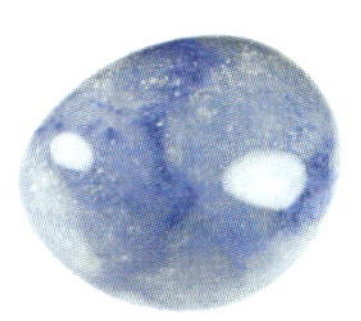

Prasem: bei Entzündungen und allen Hitze bildenden Störungen im Körper und auf der Haut

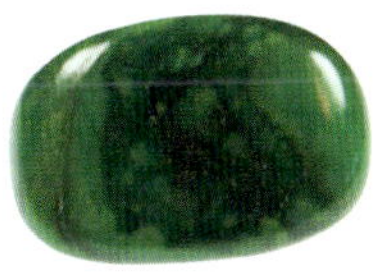

Smaragd: lindert Entzündungen der Atemwege

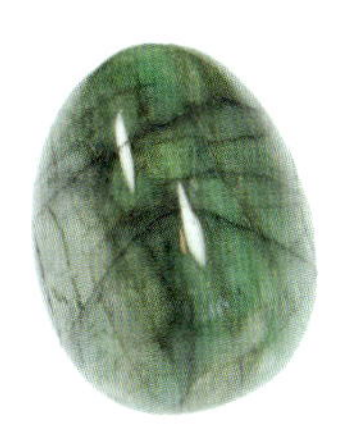

Sodalith: wirkt fiebersenkend und kühlend

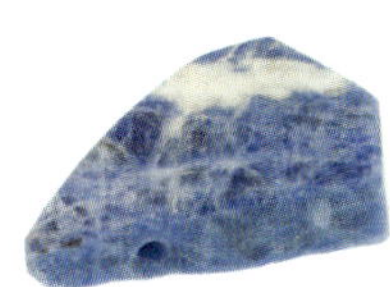

FREUDE UND LEICHTIGKEIT

Wenn das ganze Leben ungerecht erscheint und die Unzufriedenheit an einem nagt, wenn das Glas ständig halb leer ist statt halb voll, ist diese Mischung die richtige. Sie hilft, die kreisenden Gedanken loszuwerden, und regt dazu an, einfach mal wieder herzlich zu lachen und dem eigenen Dasein eine positive Richtung zu geben. So vermindert sie auch die Gefahr, auf der Suche nach einem »Glücksersatz« einer Sucht zu verfallen.

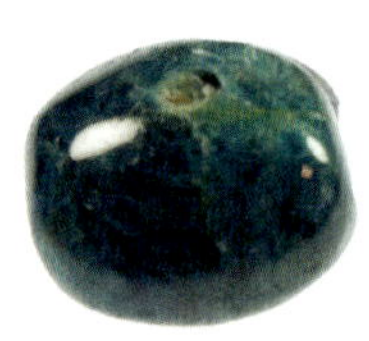

Apatit: sorgt für Antrieb und Lebensfreude

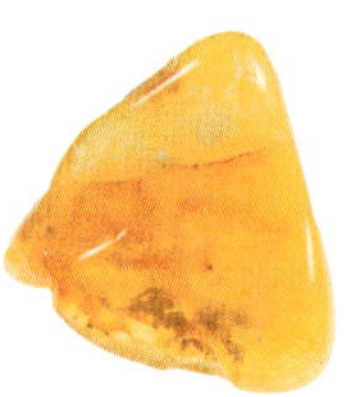

Bernstein: fördert Fröhlichkeit, hilft, »leichten Sinnes« zu sein

Citrin: Anti-Depressions-Stein

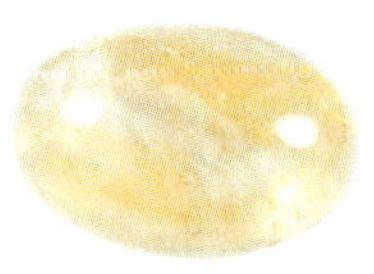

Dumortierit: für eine positive Lebenseinstellung, hilft, Probleme loszulassen

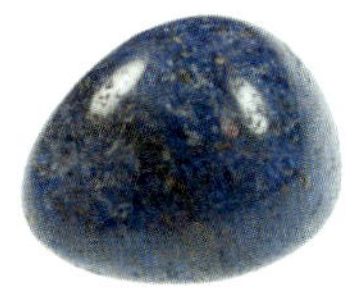

Opal, edel: vermittelt Lebensfreude

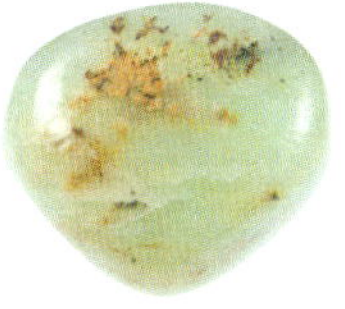

Peridot: verleiht der Seele »Frühlingsgefühle«

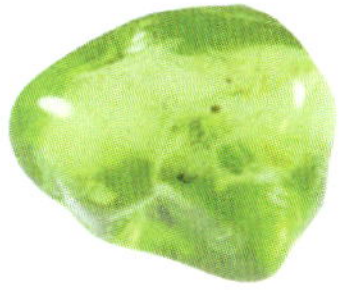

Sonnenstein: für ein sonniges Gemüt

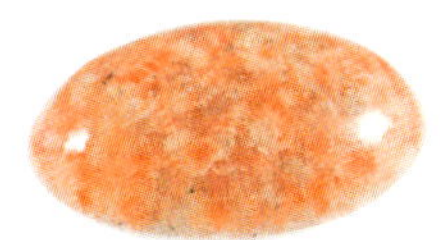

FÜNF SINNE

Sehen, Hören, Riechen, Schmecken und Tasten – schon Aristoteles unterschied diese fünf Sinne beim Menschen. Sie sind unsere Quelle des Lernens. Mit ihnen erfahren wir etwas über die Welt und uns selbst. Grund genug, alle fünf Sinnesorgane möglichst gesund zu erhalten.

Ob taube Finger oder Probleme mit dem Hören, hier finden Sie die passende Mischung für Ihr Anliegen. Die unter »Allgemein« genannten Steine können Sie Ihrer Mischung hinzufügen, um die Wirkung zu verstärken.

Mein Tipp: Der Hämatit spendet genau die Kraft, die nötig ist, um jederzeit mit allen Sinnen bei einer Sache zu sein.

SEHSINN:

Achat, Aquamarin, Saphir, Smaragd:

helfen geschwächten Augen

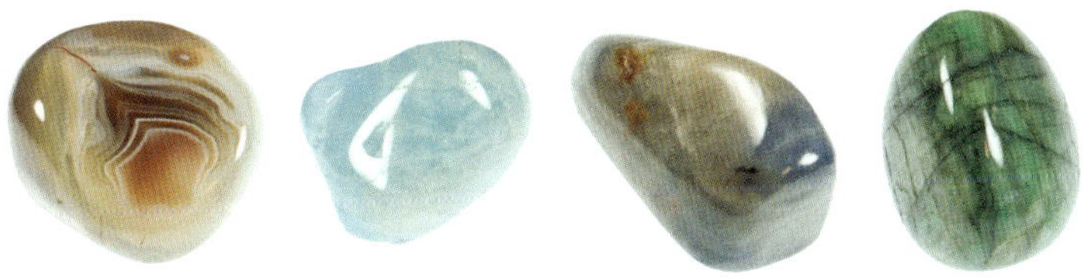

Mein Tipp: Bei überanstrengten Augen leistet auch ein Umschlag mit einem in Edelsteinwasser getränkten Tuch gute Dienste.

HÖRSINN:

Onyx, Sardonyx:

wirken gegen Entzündungen und Erkrankungen des Innenohres, stärken das Gehör und den Gleichgewichtssinn

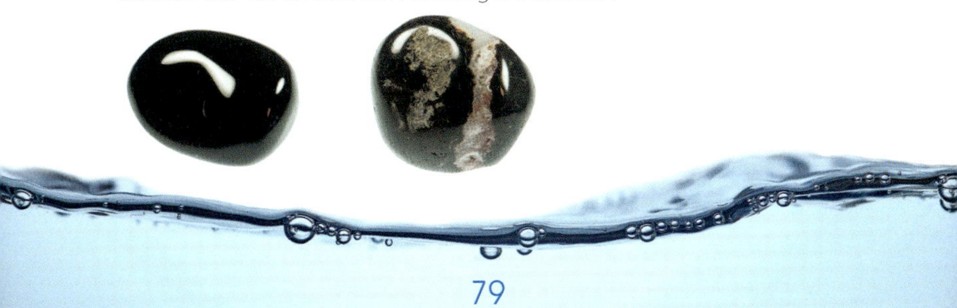

GERUCHSSINN:

Schalenblende, Sardonyx:

halten die Schleimhäute der Nase gesund und verfeinern den Geruchssinn

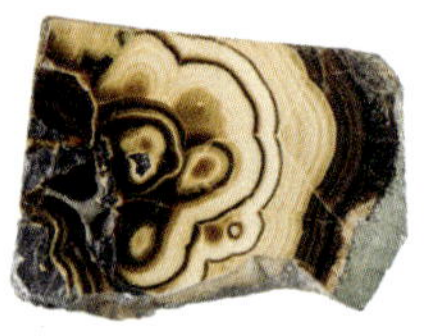
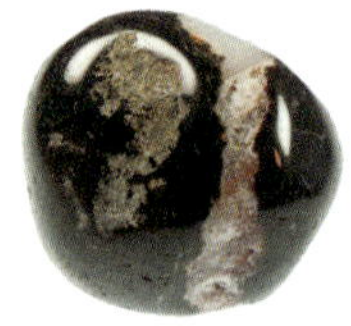

GESCHMACKSSINN:

Bergkristall, Fluorit, Sardonyx:

verbessern den Sinn für Geschmack und für das Erkennen bekömmlicher Speisen

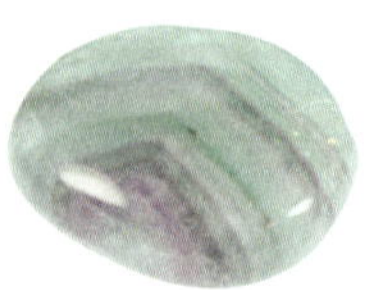
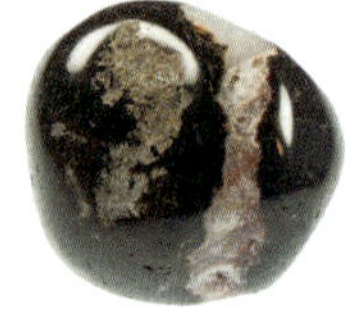

TASTSINN:

Schneequarz, Spinell, Obsidian:

stärken alle fünf Sinne, fördern die Durchblutung in den Extremitäten und verbessern dadurch den Tastsinn

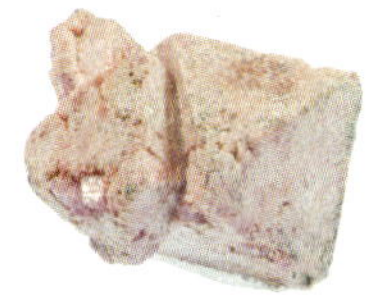

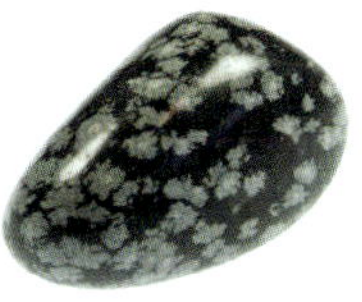

ALLGEMEIN:

Diamant, Rubin, Saphir, Turmalin

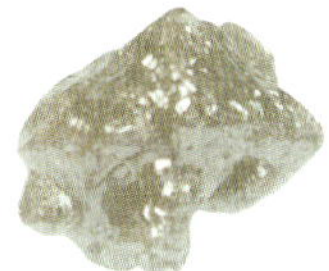

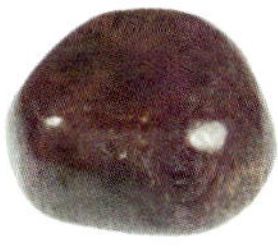

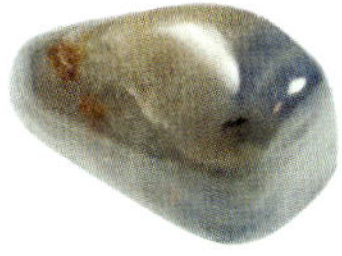

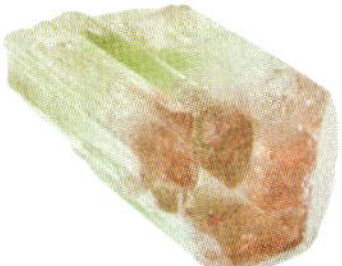

GUTE NERVEN, RUHE UND KLARHEIT

Täglich stürmen neue Herausforderungen auf uns ein, weshalb es wichtig ist, die innere Balance zu bewahren. Diese wichtige Mischung hilft beim Klären und Loslassen der Gedanken, wodurch eine erholsame Nachtruhe sowie Kraft und innere Ruhe für den Alltag gewährt werden. Stress und seine gesundheitlichen Folgen werden gemildert, und das Wohlbefinden wird gestärkt.

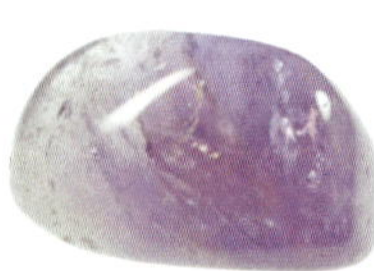

Amethyst: »entsorgt« nagende Gedanken und transformiert Ärger

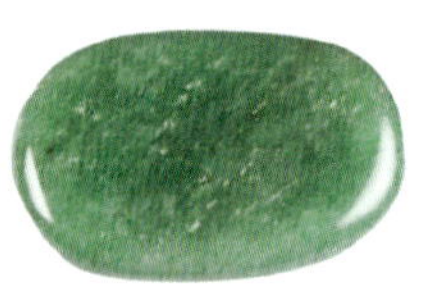

Aventurin: befreit von Sorgen und unterstützt eine erholsame Nachtruhe

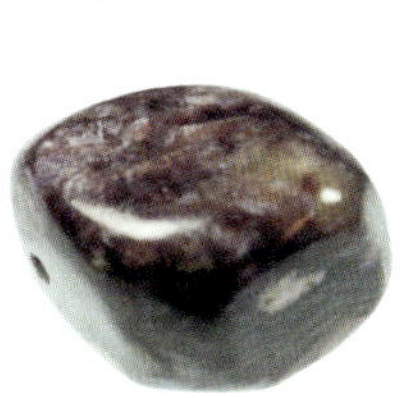

Charoit: mindert Stress und fördert klares Handeln

Girasol: hilft bei innerer Unruhe

Rauchquarz: klassischer Anti-Stress-Stein, lässt Spannungen verschwinden, stärkt das Nervenkostüm

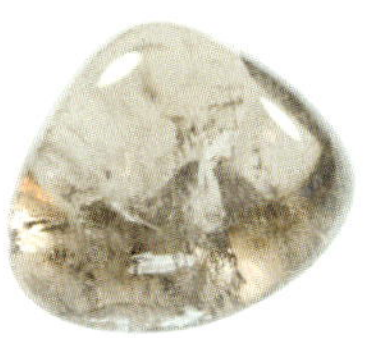

Turmalin: harmonisiert Körper, Geist und Seele

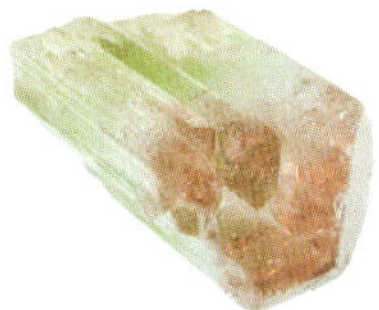

HAUT

Unsere Haut ist unser »Schutzmantel«. Sie braucht Pflege von innen wie von außen. Diese Mischung sorgt für eine geschmeidige und schöne Haut, die gesund und widerstandsfähig bleibt. Sie können das energetisierte Wasser auch für Waschungen und Bäder nutzen. Für das Mengenverhältnis gilt: 1 bis 2 Liter intensives Edelsteinwasser (doppelte Menge an Steinen über Nacht einwirken lassen) auf eine Wannenfüllung. Für Waschungen oder Umschläge können Sie die unverdünnte Mischung nutzen.

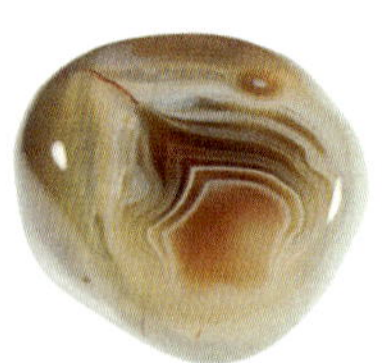

Achat: unterstützt die Funktion aller Hautschichten

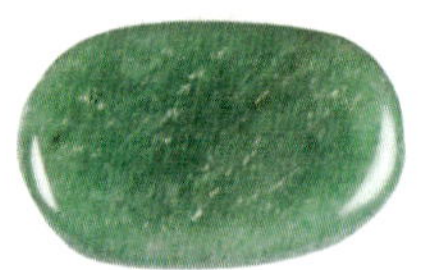

Aventurin: bei entzündlichen und allergischen Hautkrankheiten

Chrysopras: lindert Hautkrankheiten verschiedener Art (auch mit seelischem Hintergrund)

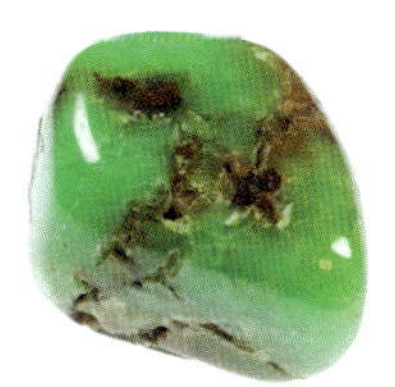

Flint: für eine klare, geschmeidige und gesunde Haut

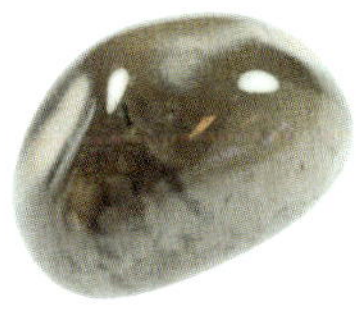

Lepidolith: fördert den Aufbau der Haut

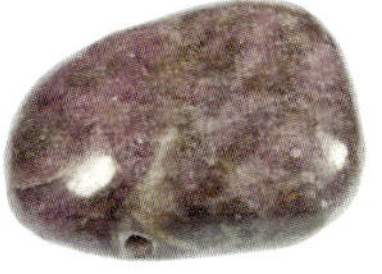

Rhodonit: lässt rotes, dickes Narbengewebe abheilen

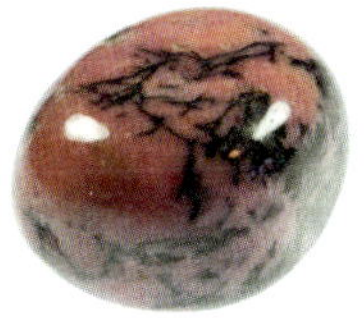

IMMUNSYSTEM

Ein starkes Immunsystem gewährleistet nachhaltige Gesundheit und damit Lebensqualität. Es schützt vor schädlichen Umwelteinflüssen und vor einem Befall durch Krankheitserreger. Dadurch verhindert es Erkältungen und Entzündungen von Wunden. Diese Mischung ist daher besonders für jene Menschen wichtig, die viel Kontakt mit Krankheitserregern haben.

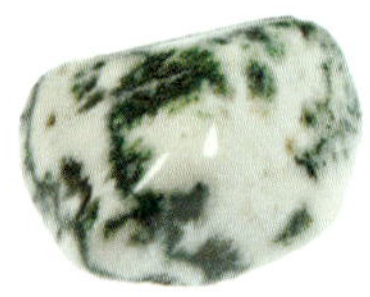

Baumachat: baut die Widerstandskraft des Körpers auf, hilft bei Erkältungen

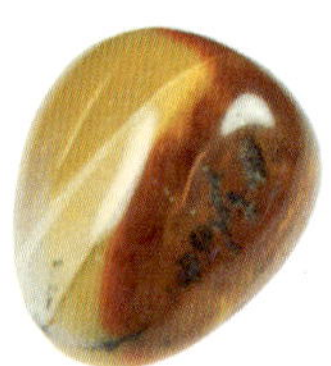

Mookait: entzieht Krankheitserregern das Milieu

Moosachat: verhindert Entzündungen und Infekte, vor allem in Lunge, Hals und Rachen

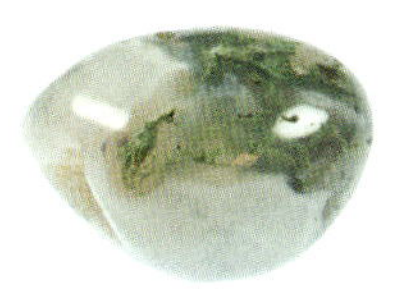

Ozeanchalcedon: schützt vor bakteriellen Infektionen

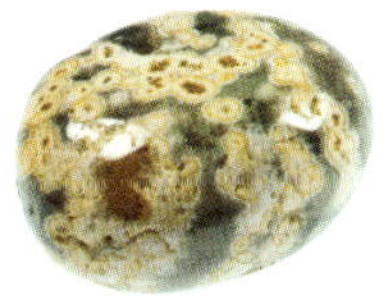

Rhyolith: stärkt die Widerstandskraft in allen Bereichen

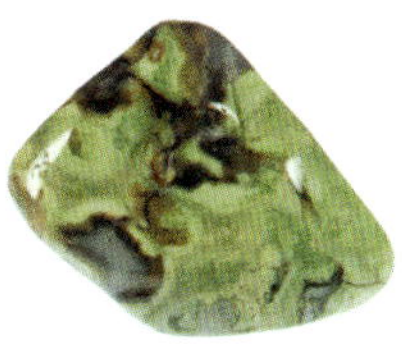

KOPFSCHMERZEN LINDERN

Mit einem Heilsteinwasser an das komplexe Thema »Kopfschmerz« heranzugehen, ist mit Sicherheit einen Versuch wert, denn die Informationen der Heilsteine wirken anders als ein Medikament. Sie korrespondieren mit den körpereigenen Informationen und sind vielfach in der Lage, diese umzuprogrammieren, wo es nötig ist. Auf diese Weise werden die Selbstheilungskraft aktiviert und die Ursache für die Kopfschmerzen gemindert oder sogar beseitigt.

Mein Tipp: Die bekanntesten »Schmerztherapeuten« unter den Steinen sind wahrscheinlich Amethyst und Rauchquarz. Beide lösen körperliche wie seelische Spannungen und können durch diese verursachte Schmerzen mindern. Wer eine Erste-Hilfe-Mischung bei Kopfschmerzen sucht, ist mit diesen beiden Steinen gut beraten.

Amethyst: bei Spannungskopfschmerz

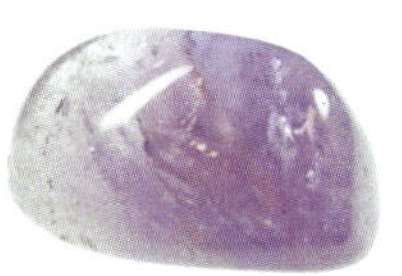

Dumortierit: lindert nervöse Kopfschmerzen

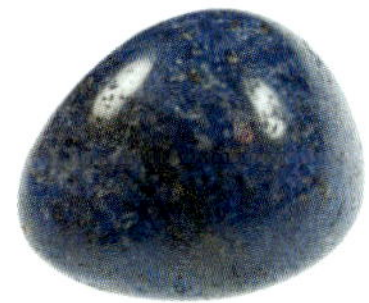

Magnesit: wichtiger Helfer bei Migräne

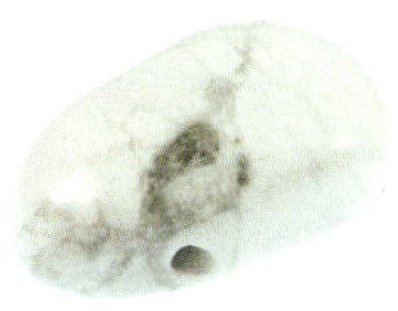

Rauchquarz: hilft bei Kopfschmerzen, die durch Stress ausgelöst wurden

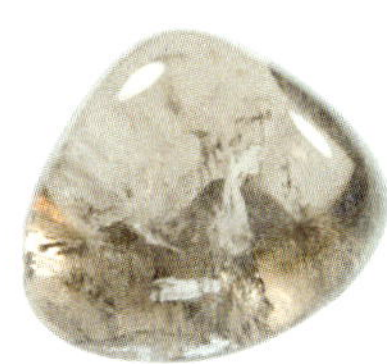

KREATIVITÄT UND INSPIRATION

Menschen in kreativen Berufen, aber auch allen, die im täglichen Leben den Ideen auf die Sprünge helfen wollen, wird diese Mischung wertvolle Impulse geben. Sie hilft, wenn die Gedanken ins Stocken geraten und sich kein zündender Einfall melden will. Sie macht den Geist flexibel und sorgt für ein Füllhorn an neuen Spielvarianten der Fantasie.

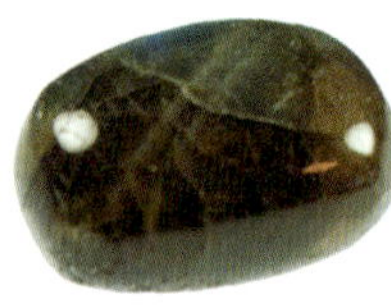

Labradorit: lässt Ideen lebendig werden

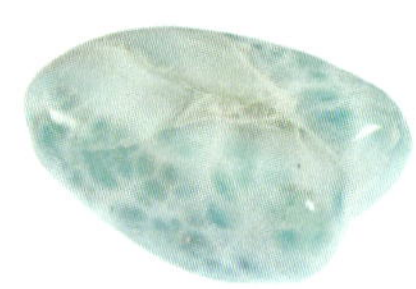

Larimar: für »göttliche« Eingebungen

Moosachat: führt den Geist auf neue Wege

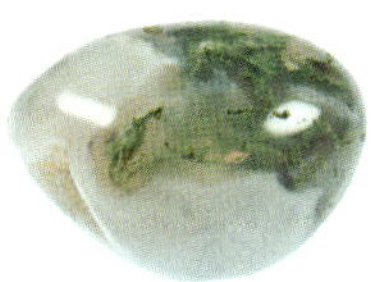

Opal: fördert das musische Talent

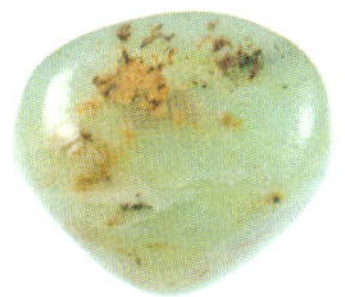

Smaragd: wirkt inspirierend und lenkt die Sicht auf neue Möglichkeiten

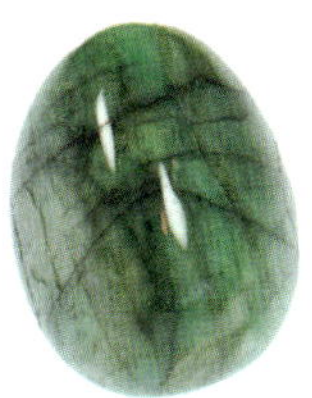

Turmalin, bunt: belebt die Fantasie und Schöpferkraft

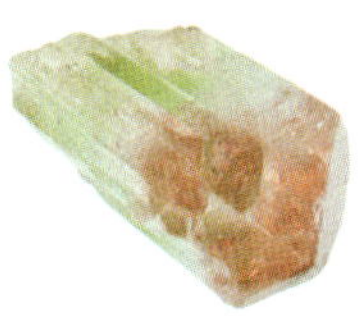

LEBENSMUT, DEPRESSIONSVERTREIBER

Wer zu Verstimmungen oder Depressionen neigt, weiß: Bei schweren Gedanken und nach negativen Erlebnissen braucht die Seele einen Lichtblick, eine Auszeit von der Dunkelheit. Holen Sie sich Ihre Lebensfreude mithilfe dieser wundervollen Steine wieder zurück. Beachten Sie bitte, dass die subtile Wirkung unter Umständen ein paar Tage braucht, um einzusetzen und die meist sehr festsitzenden Muster vollständig zu lösen. Trinken Sie Ihr Wasser einfach weiter, ohne Erwartungshaltung. Sie werden eines Morgens überrascht feststellen, dass Sie sich besser fühlen.

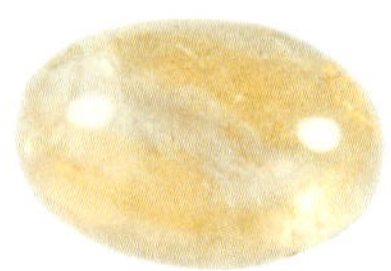

Citrin: lindert Depressionen, löst Druck im Solarplexusbereich, stimmt freudig und zuversichtlich

Disthen: hilft, die Zügel in die eigene Hand zu nehmen

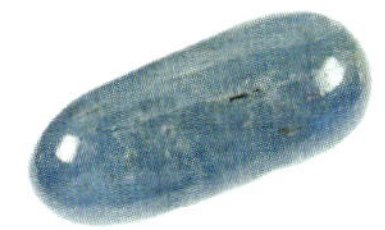

Orthoklas: verleiht Optimismus und Leichtigkeit, schenkt seelische Unversehrtheit/Schutz, gibt der Seele Abstand von Belastungen

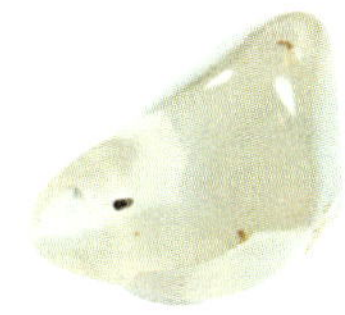

Rosenquarz: fördert die Selbstliebe und das Verständnis für die Wechselwirkungen zwischen Menschen und anderen Lebewesen im Allgemeinen

Thulit: gibt Kraft zur Selbstüberwindung

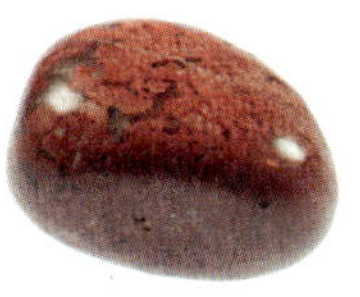

Turmalin, rosa: fördert das Gefühl für die universelle Liebe und schenkt dadurch innere Freude

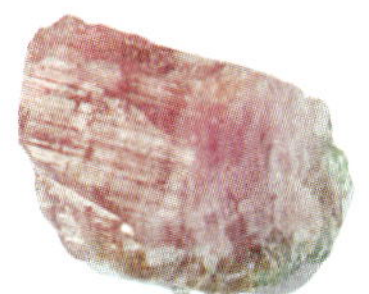

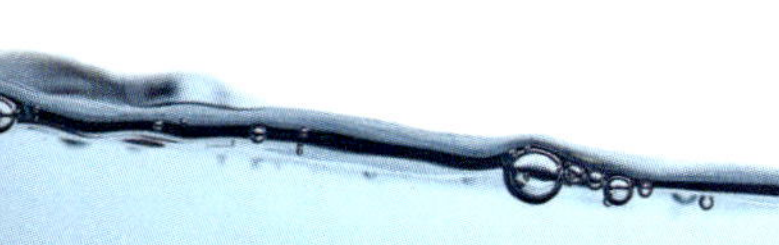
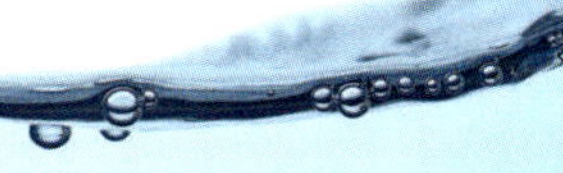
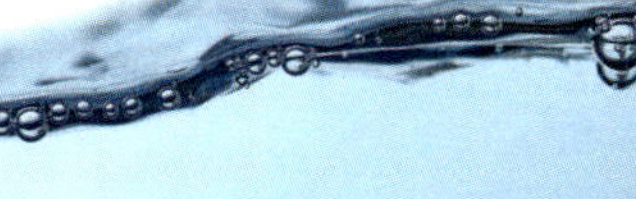

LERNPAKET

Ein gutes Prüfungsergebnis ist nicht nur eine Frage der Intelligenz, sondern auch der Disziplin sowie der Fähigkeit, seinen Geist für den Lernstoff zu öffnen. Diese Mischung stärkt neben der Disziplin auch das Durchhaltevermögen, sie fördert die Konzentration und drosselt die Prüfungsangst.

Mein Tipp: Eine Mischung aus Bergkristall, Blauquarz und Tigerauge hilft, wenn das Lernen durch Unruhe und das ständige Bedürfnis, sich anderen Aufgaben zu widmen, gestört wird. Amethyst, Fluorit und Saphir machen Ihren Geist frei für den Lernstoff.

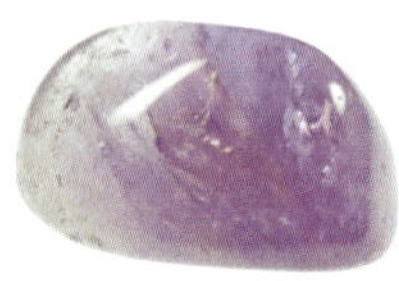

Amethyst: fördert Konzentration durch Loslassen unwichtiger Gedanken

Bergkristall: wirkt klärend und erhellend auf den Verstand

Blauquarz: verleiht Durchhaltevermögen bei Konzentrations- und Lernaufgaben

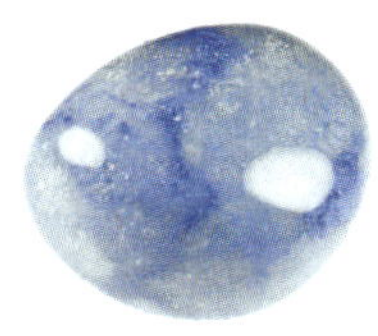

Fluorit: stärkt die Aufmerksamkeit und fördert das Lernvermögen

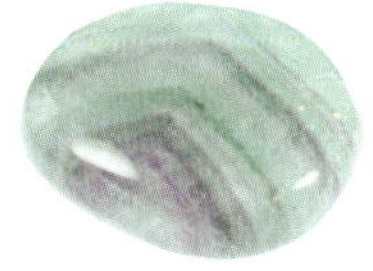

Saphir: unterstützt die Freude am Wissen und am Lernen

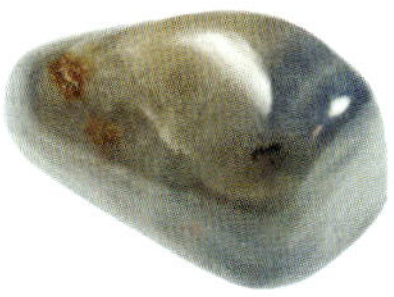

Tigerauge: wichtiger Lern- und Prüfungsstein, hilft bei Nervosität und Unruhe

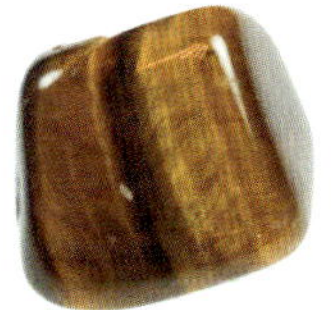

MOTIVATION IN JOB UND ALLTAG

Diese Steinmischung verleiht das Gefühl, von den eigenen Kräften und Fähigkeiten getragen zu werden. Dadurch fällt es leicht, Herausforderungen anzunehmen, den täglichen Anforderungen gerecht zu werden und eine Aufgabe nach der anderen zu bewältigen. Sie stärkt die Wahrnehmung der eigenen Leistungsfähigkeit, die sich auch den Mitmenschen in starker Ausstrahlungskraft mitteilt.

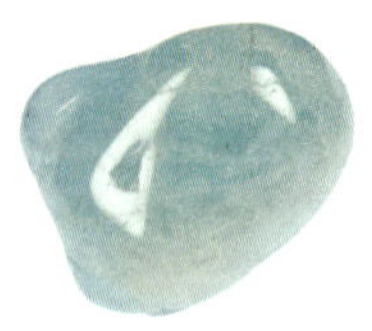

Aquamarin: fördert das Durchhaltevermögen, mindert den Leistungsdruck

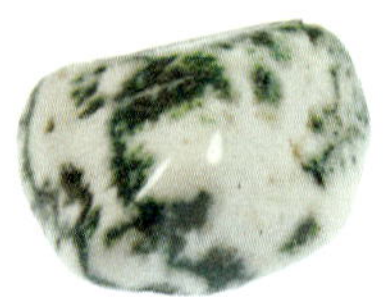

Baumachat: für die täglichen Herausforderungen, unterstützt die wahren eigenen Fähigkeiten

Jaspis, braun/gelb: für mehr Ausdauer und Stabilität

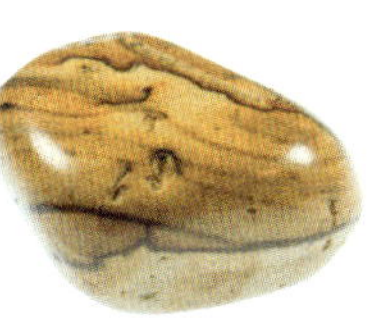

Kunzit: unterstützt das Durchhaltevermögen bei ungeliebten Aufgaben, verleiht mentale Kraft

Rutilquarz: für Innovation und Freude am eigenen Leben

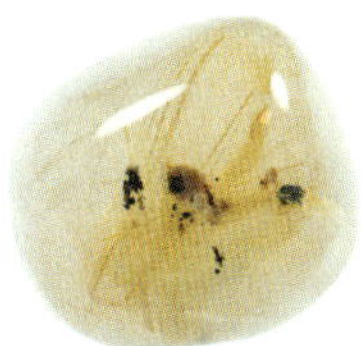

Tigereisen: stärkt die Motivation, Energie und Willenskraft (Eisenhaltig! Maximal zwei Stunden ins Wasser legen.)

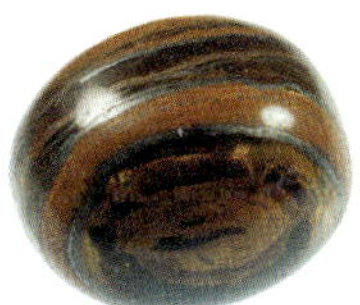

NEUBEGINN UND VERÄNDERUNG

Neue Anfänge im Leben sind an andere, oft unbekannte Herausforderungen gekoppelt. Sie erfordern neue Denk- und Handlungsweisen und verlangen deshalb viel Flexibilität und Kraft. Die Mischung vermittelt Spaß an den neuen Eindrücken und hilft, die Erfordernisse mit Motivation zu bewältigen.

Bergkristall: klärt den Blick für die neuen Eindrücke

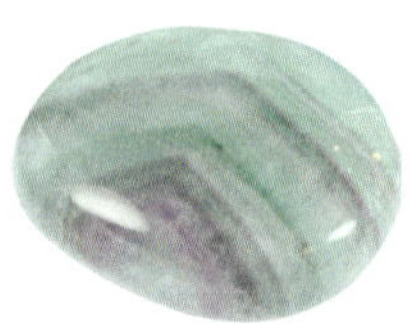

Fluorit: hilft, »im Fluss« zu bleiben und Neues aufzunehmen

Granat: gibt Kraft für große Veränderungen und weckt das Interesse an neuen Eindrücken

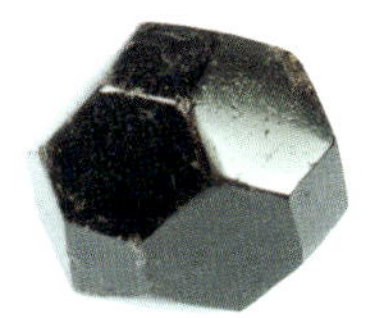

Marmor: fördert die Fähigkeit, selbst gegen Widerstände das eigene Leben in bessere Bahnen zu lenken

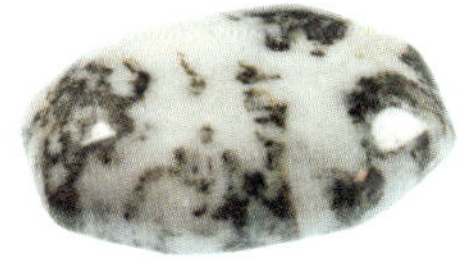

Peridot: unterstützt alle Neuanfänge im Leben

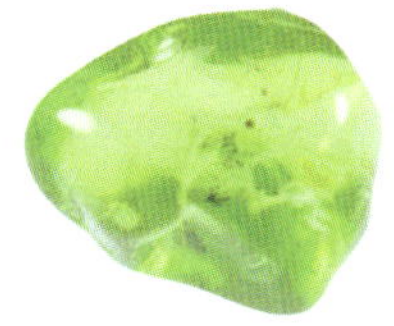

NOTFALL

Diese Mischung ist einsetzbar bei Schock, kleineren Unfällen sowie seelischen und psychischen Verletzungen und Blockaden. Sie lässt die ins Stocken geratenen Energien wieder fließen und lenkt sie sanft in die richtigen Bahnen zurück.

Mein Tipp: Bei Notfällen ist oft nicht genügend Zeit, das Wasser ausreichend lange anzusetzen. Sollten Sie keine entsprechende Notfall-Essenz zur Hand haben (präventive Essenz-Zubereitung auf S. 44), geben Sie die maximale Menge an Steinen ins Wasser, regen es durch Rühren zu einer schnelleren Aufnahme der Energie an und trinken es anschließend über mehrere Minuten in kleinen Schlucken.

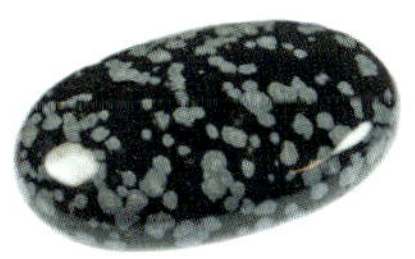

Obsidian: befreit von Blockaden

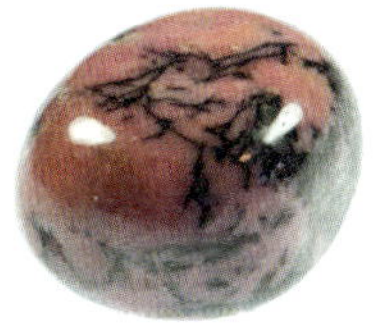

Rhodonit: Erste-Hilfe-Stein bei Unfällen, Schockzuständen und Verletzungen

Bergkristall: wirkt klärend und bereinigend auf allen Ebenen

PERSÖNLICHKEITSCOACH

In einer Zeit, in der die Medien uns tagtäglich das Bild des perfekten Menschen vorhalten, fällt es mitunter schwer, die eigene Persönlichkeit in ihrer ganzen Vielfalt, also auch mit ihren Schwächen und Defiziten, zu akzeptieren. Unsichere Menschen vergleichen sich mit den Medienhelden und wollen dem Ideal entsprechen, das vermeintlich von ihnen verlangt wird. Ein Wasser mit den folgenden Edelsteinen gibt den Blick frei auf die eigene Bestimmung. Das wahre Wesen des Einzelnen tritt ins Bewusstsein und bekräftigt die Erkenntnis, dass der eigene Weg der beste ist. Darüber hinaus gibt diese Mischung die Kraft, die nötig ist, um das so gewonnene Bild von sich selbst zu festigen und erfolgreich nach außen zu tragen.

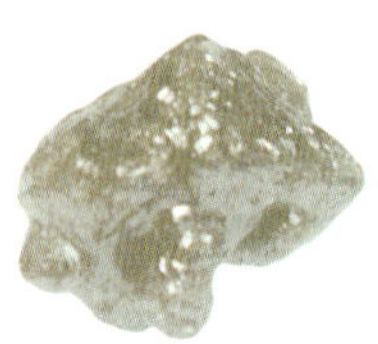

Diamant: fördert die Standfestigkeit, das Selbstbewusstsein und die Charakterstärke

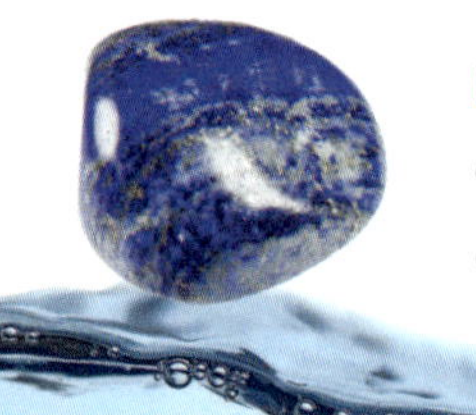

Lapislazuli: befreit von persönlichen Einengungen, hilft, die eigenen Bedürfnisse auszudrücken

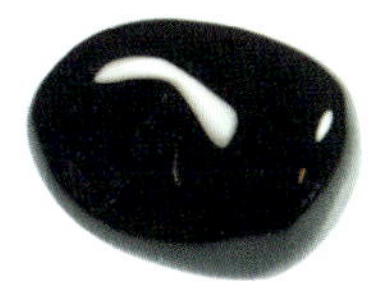

Onyx: gegen Beeinflussbarkeit, für Selbstständigkeit und Durchsetzungsvermögen

Rosenquarz: stärkt die Liebe zum Inneren Kind, fördert die Selbstannahme

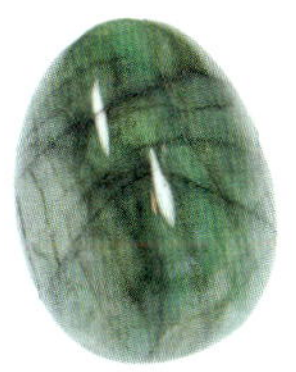

Smaragd: für innere Weite und geistige Größe

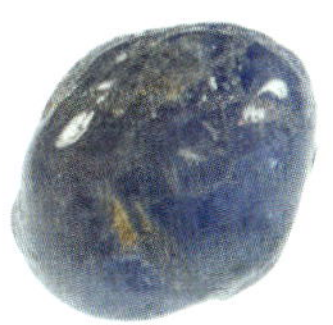

Tansanit: verdeutlicht die innere Berufung, gibt Entscheidungskraft

Topas: fördert die Entdeckung des eigenen Potenzials

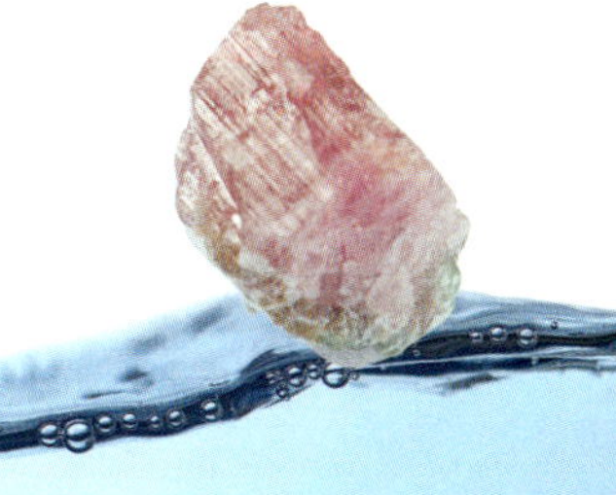

Turmalin, rot: für innere Freiheit und das Erreichen persönlicher Ziele

REGENERATION

Nach einer Phase, in der sich Körper und Seele kaum erholen konnten, aber auch nach langer bzw. schwerer Krankheit, hilft diese Mischung, wieder auf die Beine zu kommen. Sie heilt seelische wie auch körperliche Wunden, unterstützt die Regeneration und regt die Selbstheilungskräfte an – ein guter Begleiter für die Genesung.

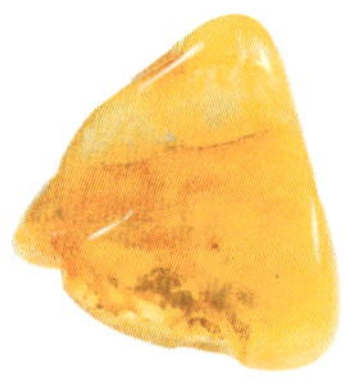

Bernstein: heilt Wunden und stärkt innere Organe

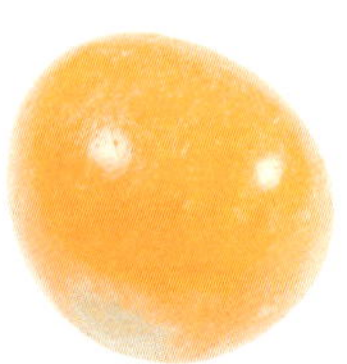

Calcit: baut auf, beschleunigt die Genesung

Epidot: bekanntester Stein für Regeneration und Selbstheilungskraft

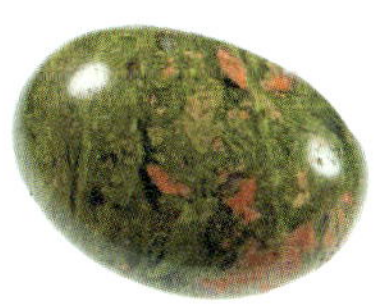

Obsidian: für die Energieversorgung und Belebung des Körpers

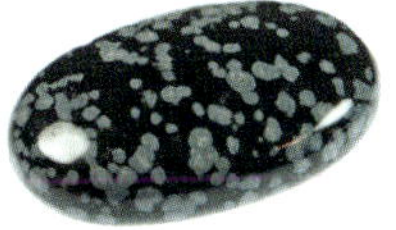

Rhodonit: guter Wundheilstein, wirkt belebend bei Erschöpfung

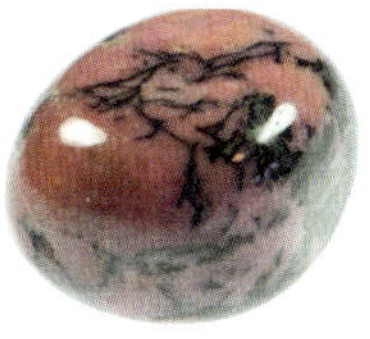

Zoisit: fördert die Erholung und den körperlichen Wiederaufbau nach schwerer Krankheit

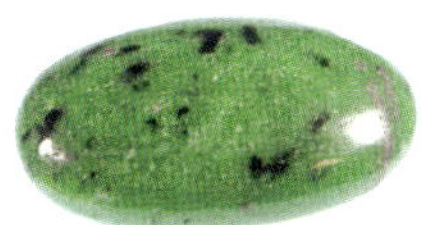

SCHLANK SEIN

Mit einem schlanken Körper fallen Ihnen Bewegungen leicht, beim Kauf von Kleidung haben Sie eine große Auswahl, und als attraktiv gilt er obendrein. Doch ein noch überzeugenderes Argument für einen schlanken Körper sind die gesundheitlichen Vorteile. Er schont die Knochen, Gelenke und Sehnen ebenso wie die inneren Organe. Sie fühlen sich wohler und leistungsfähiger.

Diese bewährte Mischung ist eine fantastische Ergänzung zur Diät. Sie regt den Fettabbau an, schwemmt überschüssiges Wasser aus dem Körper und mobilisiert die Energie.

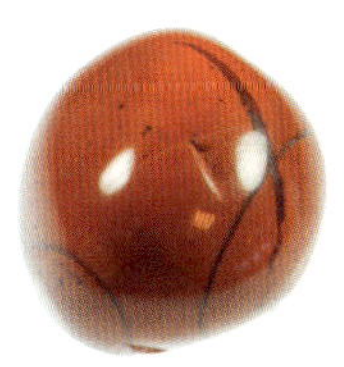

Jaspis, rot: regt den Stoffwechsel an, stärkt den Bewegungsdrang und führt so zu Fettabbau

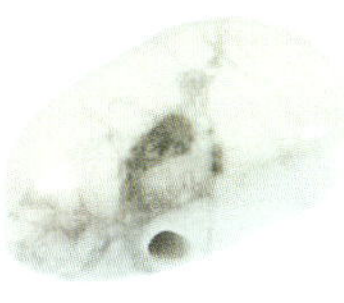

Magnesit: entwässert und entschlackt

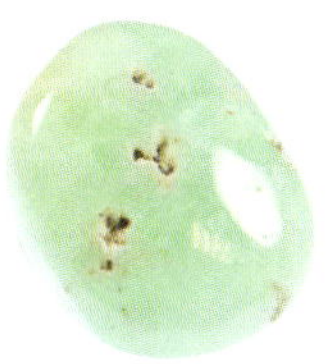

Prehnit: fördert den Fettabbau

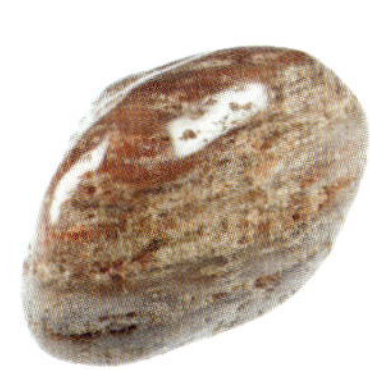

Verkieseltes Holz: lindert seelische Leiden, die Ursache für Übergewicht sind

SCHMERZEN LINDERN

Der Gebrauch von Schmerzmitteln ist so gut wie immer mit Nebenwirkungen – also mit Belastungen für den Körper – verbunden. Andererseits ist erwiesen, dass die Behandlung des Schmerzes wichtig ist, um das Schmerzgedächtnis nicht auszuprägen, da es sonst zu einer Chronifizierung des Schmerzes kommen kann. Eine Alternative stellt auch auf diesem Gebiet das Heilsteinwasser dar. Wählen Sie den passenden Stein gegen die betreffenden Beschwerden aus, und setzen Sie (immer mit Zugabe von Bergkristall) das Wasser mindestens drei Stunden vor der Einnahme an. Bei Schmerzen auf und unter der Haut sind auch Bäder und Umschläge zu empfehlen.

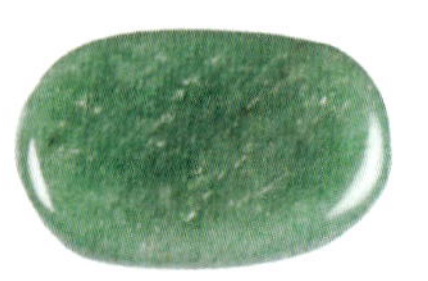

Aventurin: lindert Schmerzen und Entzündungen

Bergkristall: gegen Schmerzen, die durch Verspannungen ausgelöst wurden

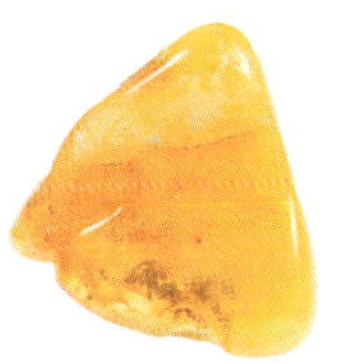

Bernstein: bei schmerzenden Wunden

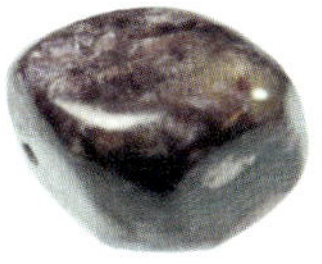

Charoit: löst Krämpfe und Schmerzen

Kunzit: bei Nerven- und Muskelschmerzen

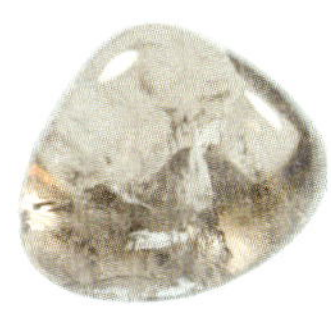

Rauchquarz: hilft bei Rückenschmerzen

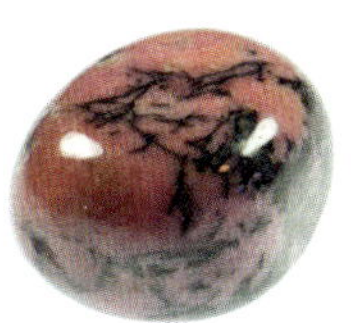

Rhodonit: schneller Helfer bei akuten Schmerzen

SCHUTZ UND ABGRENZUNG

Edelsteine, die als Schutzschild vor negativen Einflüssen dienen, sind seit jeher bekannt und gerade in der heutigen Zeit sehr gefragt. Dass sie auch bei der Anwendung von Heilsteinwasser gute Dienste leisten, zeigen Tests und Erfahrungen. Dabei wirkt der Schutz wie ein unsichtbarer Schirm, der sich aus unserer Mitte heraus aufbaut und mit unserem eigenen Wesen verschmilzt.

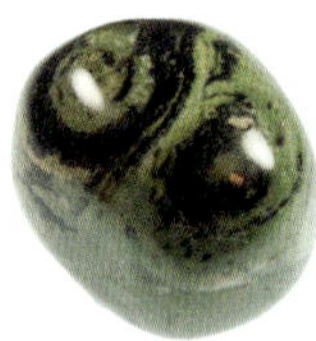

Eldarit: für innere Zufluchtsorte, gibt Geborgenheit

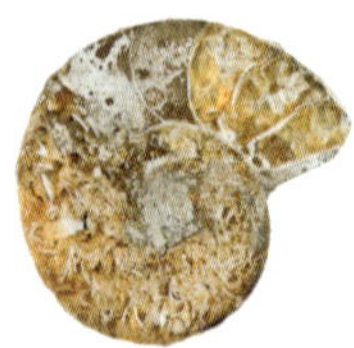

Fossilien: bringen Schutz für alle Zwecke

Heliotrop: mobilisiert die eigenen Schutzmechanismen

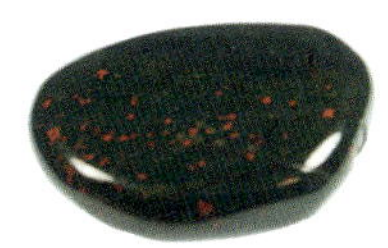

Lepidolith: fördert die Abgrenzung, schafft einen geschützten Raum für eigene Ideen

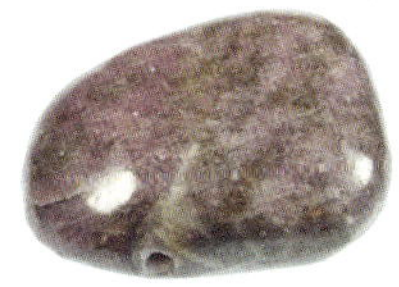

Serpentin: schützt vor Beeinflussung und Manipulation

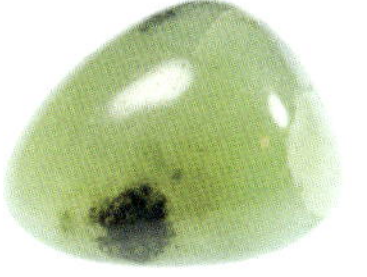

Turmalin, schwarz: bildet starken Schutzschild gegen Mobbing und Flüche, auch bei negativer Strahlung

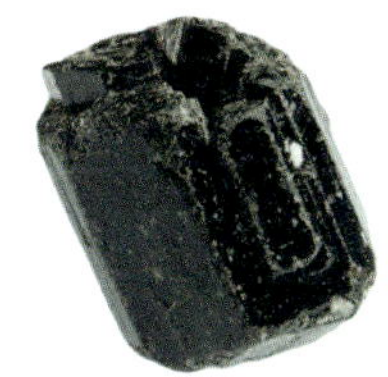

SELBSTBEWUSSTSEIN

Ein starkes, gesundes Selbstbewusstsein hilft in allen Lebenslagen. Doch es gibt auch Momente im Leben, wo es uns gänzlich verlässt. Die folgenden Steine können alle Aspekte des eigenen Selbstwertes beleuchten und ihn dort stärken, wo es nötig ist.

Mein Tipp: Beginnen Sie mit Calcit, Dolomit und Schneequarz. Diese Steine geben Ihnen Sicherheit und bauen Ihr Selbstvertrauen auf. In der Folgezeit können Sie mit Aventurin, Nephrit und Tektit Ihr Selbstbewusstsein weiter stärken und entwickeln.

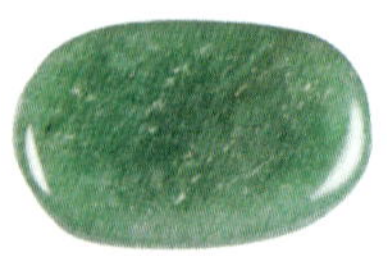

Aventurin: regt dazu an, die eigene Individualität zu leben

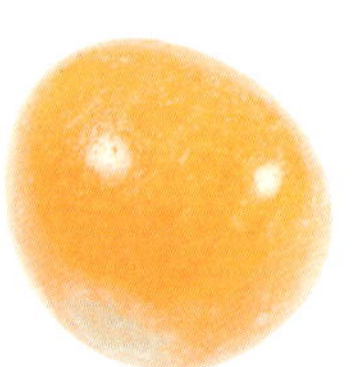

Calcit: fördert das Wachstum des Selbstvertrauens und der inneren Stärke

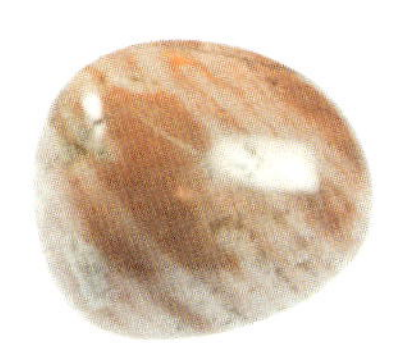

Dolomit: lässt die eigenen Ziele und Wünsche verwirklichen

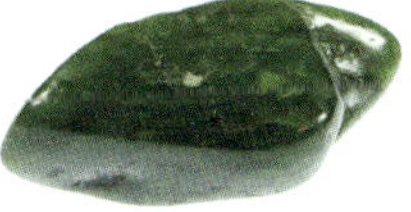

Nephrit: hilft, sich selbst treu zu bleiben und dennoch offen für die Gemeinschaft zu sein

Schneequarz: hilft, sich selbst zu spüren und die eigenen wahren Talente freizulegen

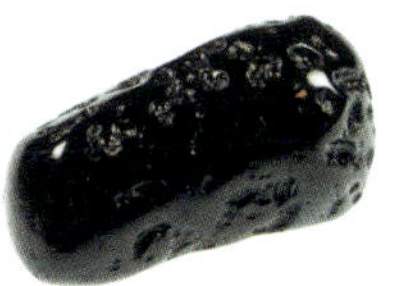

Tektit: Erkenntnisstein, stärkt den Selbstausdruck

SOZIALE KONTAKTE

Der Mensch ist ein soziales Wesen. Er braucht ein gesundes Maß an Kontakten und die Nähe zu anderen Menschen. Die Heilsteine dieser Mischung helfen beim sozialen Miteinander. Für Kontaktfreude, Integrität und Mitgefühl.

Mein Tipp: Apatit, Chalcedon und Sodalith unterstützen Sie beim Knüpfen sozialer Kontakte. Sie helfen Ihnen, von Anfang an ehrlich zu sich und anderen zu sein. Flint und Koralle stehen für familiäres Verständnis und für das Miteinander in der Gemeinschaft. Rosenquarz und Rhodonit fördern Herzlichkeit, Hilfsbereitschaft sowie Mitgefühl.

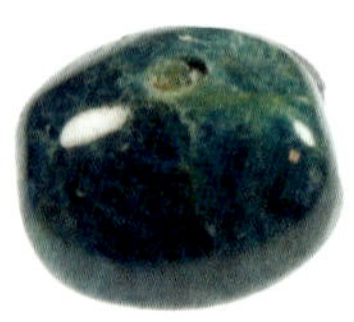

Apatit: öffnet für neue Kontakte

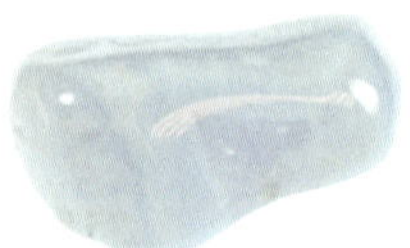

Chalcedon: erleichtert die Kommunikation und das Verständnis für andere

Flint: fördert Ausdrucksmöglichkeiten und die Gabe des Zuhörens, stärkt Beziehungen

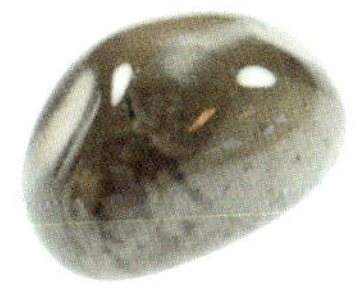

Koralle: vermittelt Sinn für Familie und Gemeinschaft

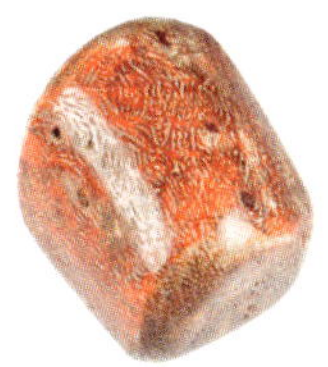

Rhodonit: hilft, zu verzeihen, einander zu verstehen und Konflikte zu lösen

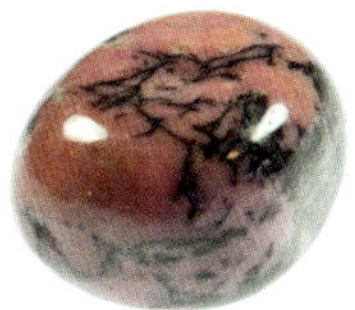

Rosenquarz: für Gefühlstiefe, Hilfsbereitschaft und Toleranz

Sodalith: fördert Offenheit und Selbstbestimmung im Umgang mit Freunden

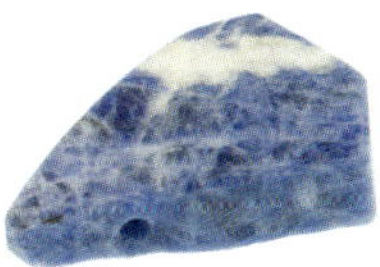

STÄRKUNG DER ORGANE

Unsere Organe sorgen für einen reibungslosen Ablauf aller wichtigen Funktionen im Körper. So unterschiedlich wie ihre Aufgaben sind auch die richtigen Helfer. Hier finden Sie für Blase bis Niere die wichtigsten Edelsteine.

BLASE:

Achat, Turmalin (Verdelith): stärken die Blase und beugen Entzündungen vor

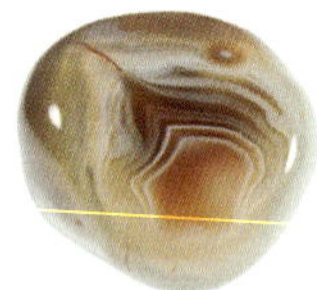

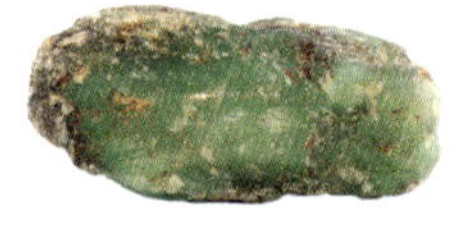

BLUTGEFÄSSE/BLUTBILDUNG:

Granat, Hämatit (Eisenhaltig! Maximal zwei Stunden ins Wasser legen), Obsidian: halten die Blutgefäße elastisch und stärken die Venen, fördern die Blutbildung sowie dessen Reinigung

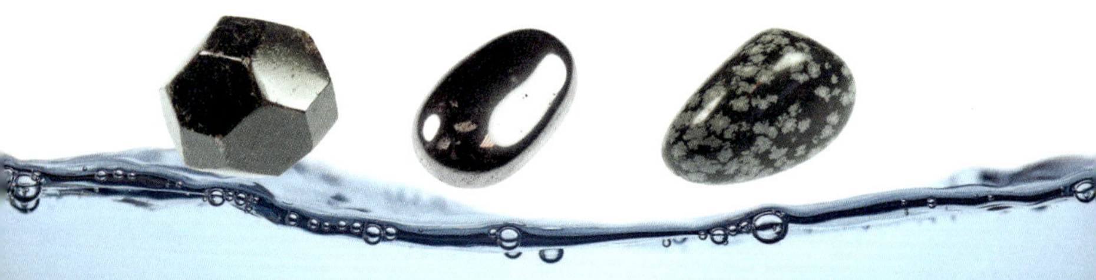

DARM:

Flint, gelber Jaspis, Picasso-Marmor: schützen den Darm vor Entzündungen, sorgen für eine gute Verdauung

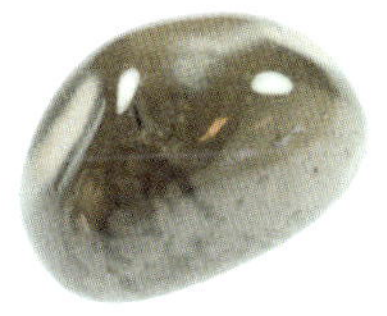
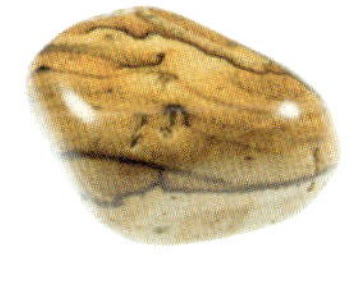
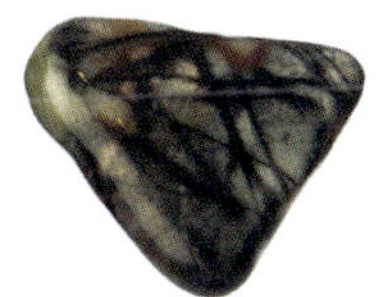

GESCHLECHTSORGANE:

Rhodochrosit, Thulit: sorgen für eine gute Durchblutung der Geschlechtsorgane, wirken tonisierend und fördern die Sinnlichkeit

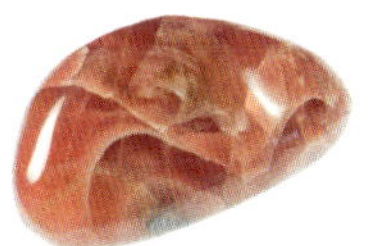
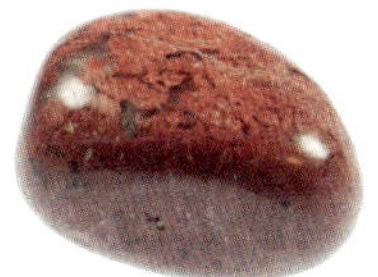

HERZ:

Aventurin (bei Arteriosklerose), Rosenquarz, Sarder (zur Herzstärkung): unterstützen und schützen das Herz in seiner wichtigen Tätigkeit

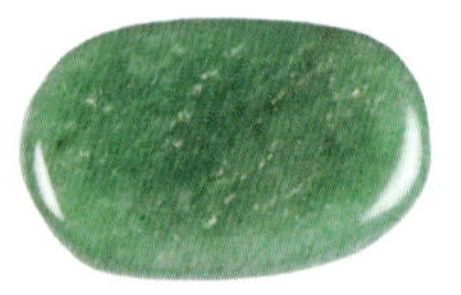

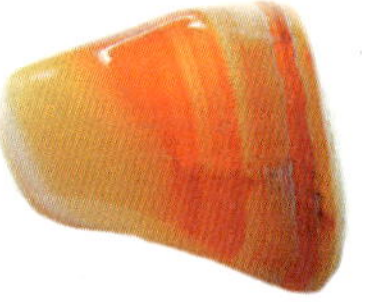

LUNGE:

Amethyst, Blauquarz, Moosachat, Smaragd: reinigen Lunge und Bronchien und schützen vor Erkrankungen

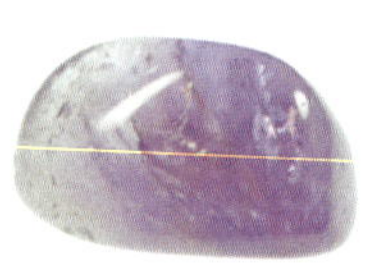
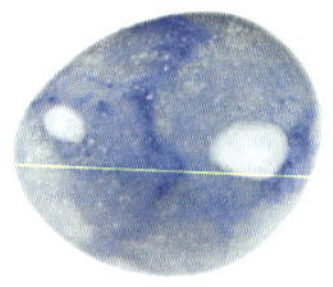
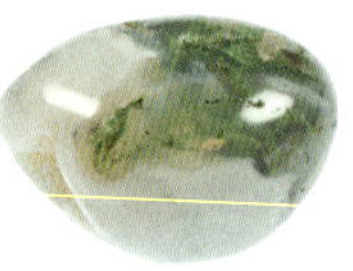
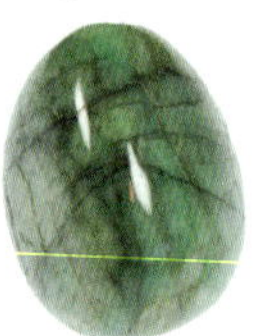

MAGEN:

Achat, Bernstein, Citrin: dienen dem Wohlbefinden von Magen und Bauchspeicheldrüse, helfen auch bei Beschwerden, die durch Nervosität entstehen

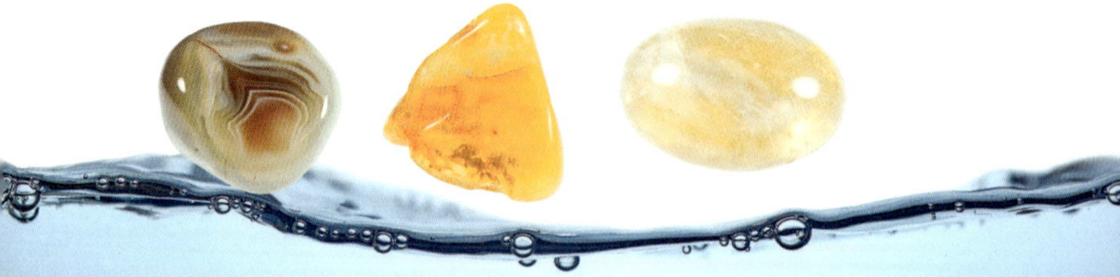

NIEREN:

Jade, Nephrit: sorgen, wie die Steinnamen schon sagen, in jeder Hinsicht für die Gesundheit der Nieren (Jade, span.: Piedra del Jada = Stein für die Flanke; Nephrit, griech.: Nephro = die Niere betreffend)

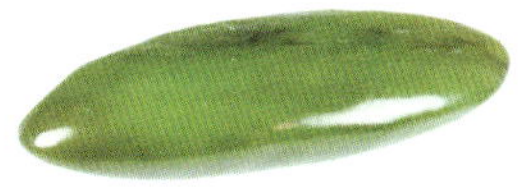
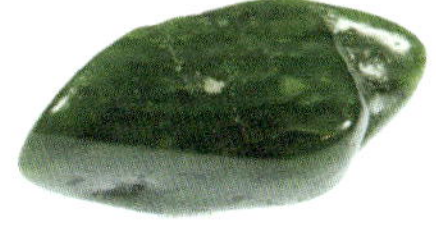

ALLGEMEINE ORGANUNTERSTÜTZER:

Achat, Serpentin

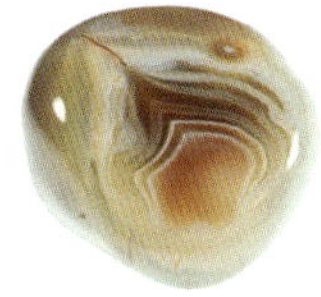
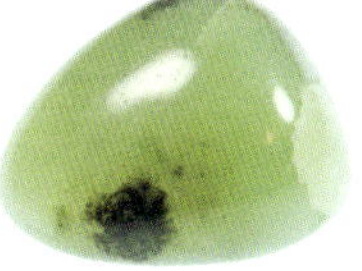

VERSPANNUNGEN UND KRÄMPFE LÖSEN

Muskelverspannungen entstehen durch Überanstrengung, schlechte Körperhaltung infolge von ergonomisch ungeeignetem Mobiliar und vielem mehr. Manchmal sind die Auslöser auch stressbedingte Verkrampfungen. Die Folgen sind Schmerzen, Verhärtungen und Fehlhaltungen. Diese Heilsteinmischung kann Ihnen helfen, die Muskeln zu entspannen, Krämpfe zu lösen und den Körper wieder beweglicher zu machen.

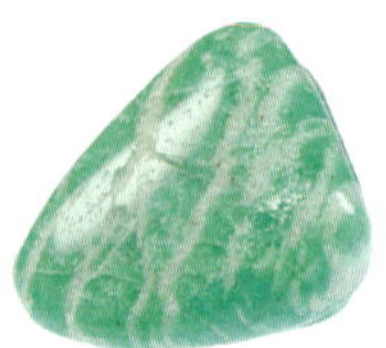

Amazonit: bei starken Verkrampfungen, Geburtshelfer

Coelestin: hilfreich bei Muskelverhärtungen

Feldspat: fördert die körperliche und geistige Flexibilität

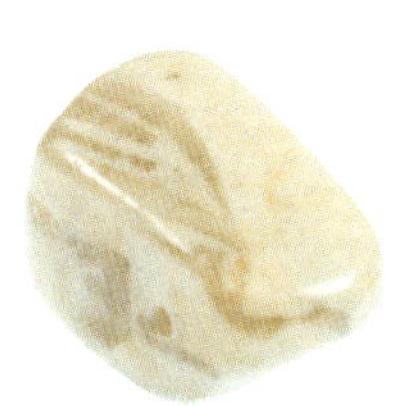

Magnesit: hilft bei Magnesiummangel

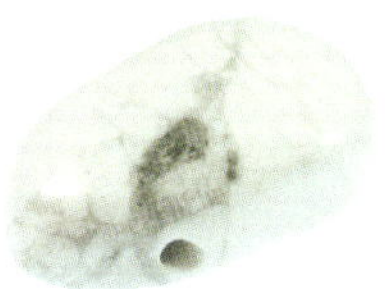

Rauchquarz: unterstützt bei allen Verspannungen, die durch Stress ausgelöst wurden

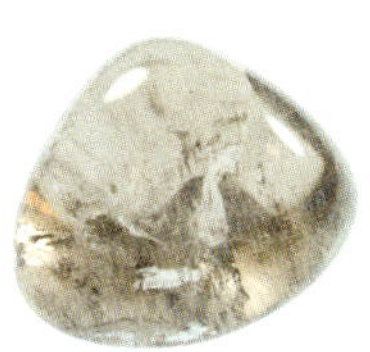

WÄRME UND WOHLFÜHLEN

Neben den kühlenden Steinen gibt es natürlich auch solche, die den Körper aufwärmen. Menschen, die leicht frieren und permanent unter kalten Händen und Füßen leiden, wird diese Mischung helfen.

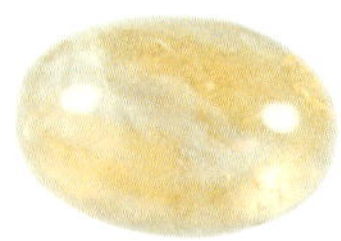

Citrin: hilfreich bei Kälteempfindlichkeit

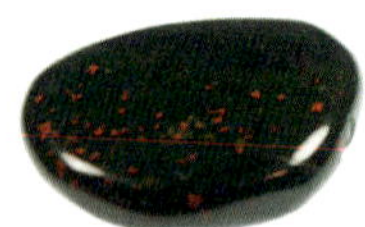

Heliotrop: wärmt sanft, wo es nötig ist

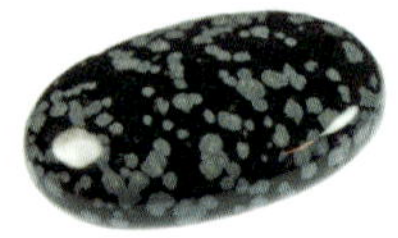

Obsidian: Stein der Wärme (Vulkanglas) für die Wärme im Körper

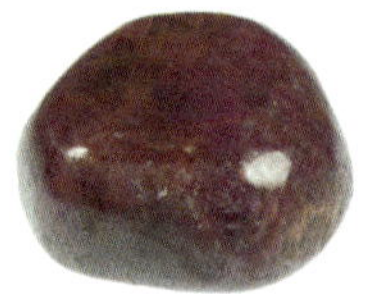

Rubin: erzeugt Wärme durch Anregung des Energieflusses

ZÄHNE, SEHNEN UND KNOCHEN

Gesunde Zähne sind unerlässlich für das allgemeine Wohlbefinden, Knochen und Sehnen tragen den Körper und stabilisieren ihn. Mit diesen Mischungen unterstützen Sie ihre Gesundheit.

ZÄHNE:

Bernstein, Fluorit: stärken die Zähne und lindern Zahnschmerzen

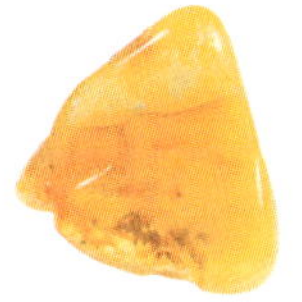
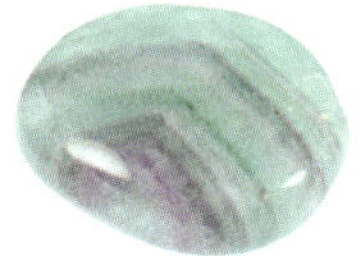

GELENKE:

Apatit, Fluorit, Kunzit: sorgen für Beweglichkeit und Schmerzfreiheit in den Gelenken (auch nach Verletzungen)

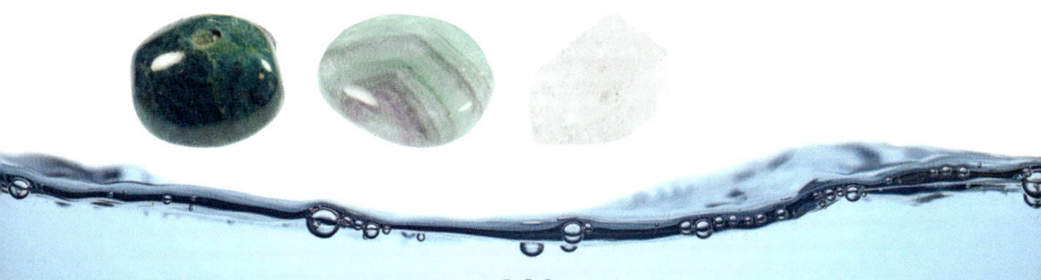

KNOCHEN:

Aragonit, Calcit, Fluorit, Koralle: fördern den gesunden Aufbau des Knochengewebes in der Wachstumsphase und nach Knochenbrüchen

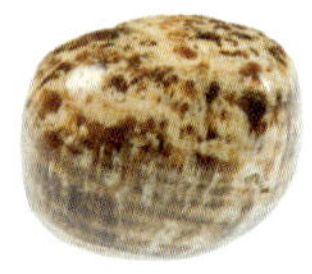 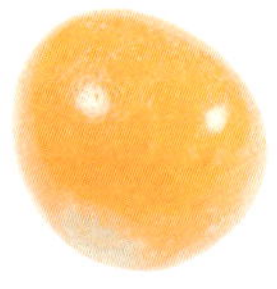 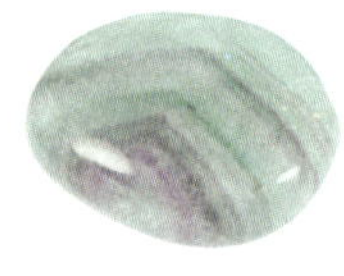 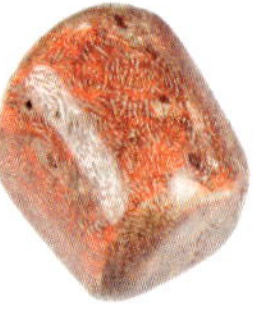

RÜCKEN/WIRBELSÄULE:

Apatit, Fossilien (Orthoceras), Magnesit, Rauchquarz: stärken die Wirbelsäule, lösen Verspannungen des Rückens und geben ihm neue Beweglichkeit

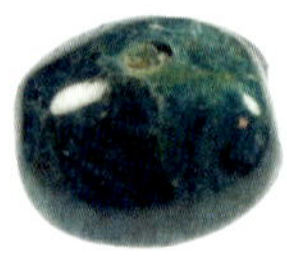 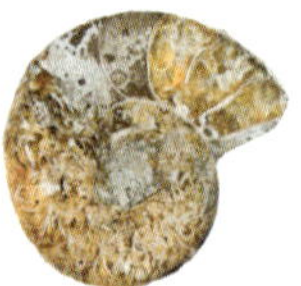 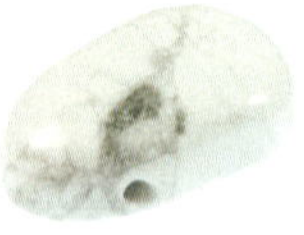 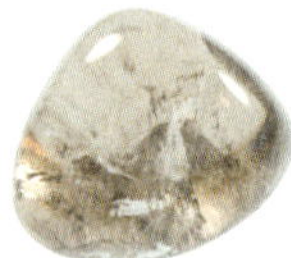

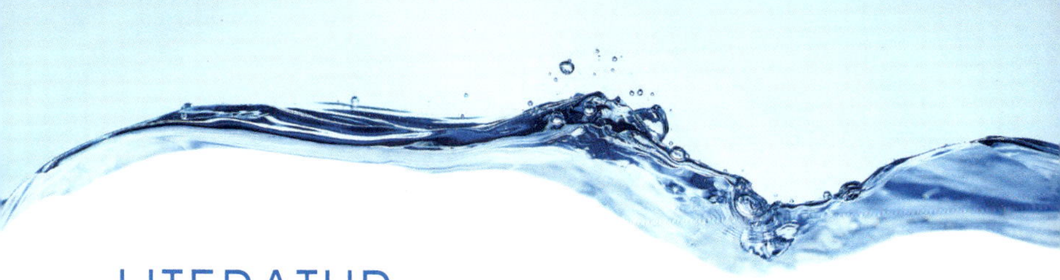

LITERATUR

Alexander Lauterwasser: Wasser, Klang, Bilder – Die schöpferische Musik des Weltalls. AT Verlag, Aurau/München 2002

Michael Gienger: Lexikon der Heilsteine – Von Achat bis Zoisit. Neue Erde, Saarbrücken 2000

Michael Gienger/Joachim Goebel: Edelsteinwasser – Herstellung, Anwendung, Wirkung. Neue Erde, Saarbrücken 2006

Michael Gienger/Joachim Goebel: Wassersteine – Das Handbuch zum Edelsteinwasser. Neue Erde, Saarbrücken 2007

Werner Kühni/Walter von Holst: Taschenlexikon der Heilsteine. AT Verlag, Baden/München 2004

Sun Bear/Wabun: Das Medizinrad – Eine Astrologie der Erde. Goldmann, München 2005

Walter Schumann: Edelsteine und Schmucksteine – Alle Arten und Varietäten, 1900 Einzelstücke. BLV, München 2011

Heiner Vollstädt/Rolf Baumgärtel: Edelsteine. Enke, Stuttgart 1982

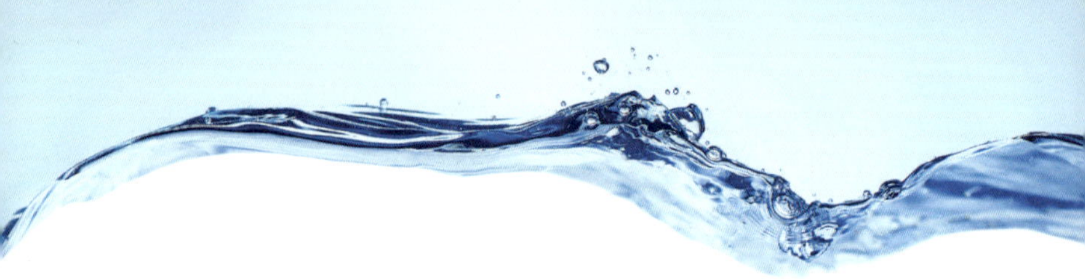

ÜBER DIE AUTORIN

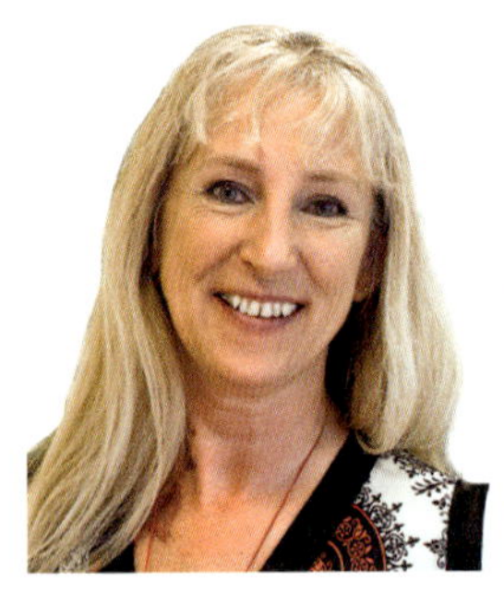

Ulla Rosenberger hat im Rahmen ihrer Ausbildung zur Goldschmiedemeisterin den Zugang zur Geologie, Mineralogie und Gemmologie (Bestimmung von Edelsteinen) gefunden. Seit über 30 Jahren beschäftigt sie sich täglich damit. Seit vielen Jahren arbeitet sie im Schirner Mineralienparadies in Darmstadt. Darüber hinaus verfügt sie über eine abgeschlossene pädagogische Ausbildung.

GUT GESCHÜTZT MIT SCHÖNEN STEINEN!

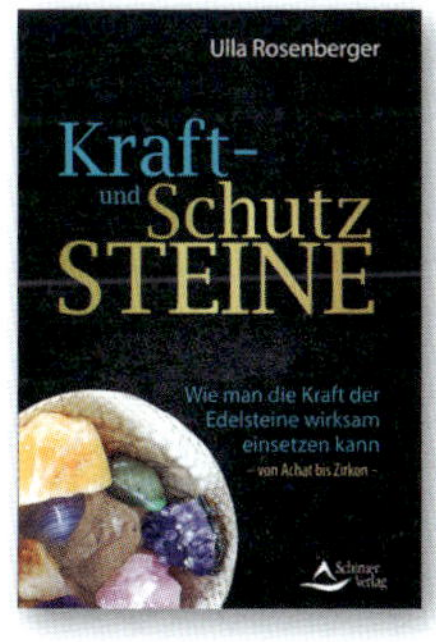

Ulla Rosenberger
Kraft- und Schutzsteine
Wie man die Kraft der Edelsteine wirksam einsetzen kann – von Achat bis Zirkon

176 Seiten
ISBN 978-3-8434-1421-0

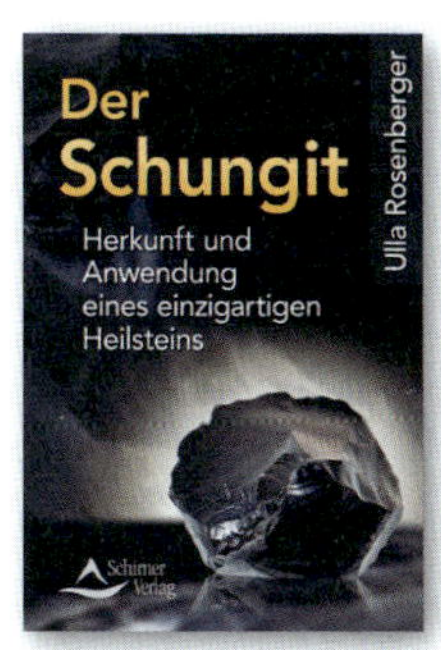

Ulla Rosenberger
Der Schungit
Herkunft und Anwendung eines einzigartigen Heilsteins

112 Seiten
ISBN 978-3-8434-5140-6

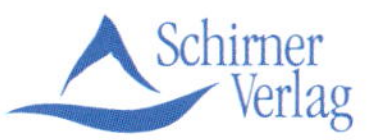

BILDNACHWEIS

Fotografien & Bildgestaltung der Edelsteine

(sofern nicht anders angegeben): © Arne Gutowski, Schirner

Zeichnungen auf S. 11: © Ulla Rosenberger

Bilder von der Bilddatenbank www.shutterstock.com:
Schmuckelemente auf allen Seiten: Hintergründe am oberen und unteren Seitenrand: #1457626340 (© djero.adlibeshe yahoo.com), #741198640 (© djero.adlibeshe yahoo.com), Wasserring um die Bilder: #551009881 (© Vector pro) Weitere Bilder: S. 5/6/13/17/28/50: #778307098 (© CK Foto), S. 6: #629058155 (© stockcreations), S. 9: #1845897937 (© ju_see), S. 11: #157111373 (© Kichigin), #59890729 (© Anneka), #148450073 (© Ian 2010), S. 12: #1170464638 (© Nattapol_Sritongcom), S. 15: #2224797061 (© Oksana Lyskova), S. 16: #36281905 (© aaltair), S. 17: #1052637620 (© FotoHelin), S. 19: #2249303241 (© New Africa), S. 21: #1646037205 (© Oder01), S. 22: #1766185715 (© ju_see), S. 30: #41019286 (© Vitaly Raduntsev), S. 33: #1454800970 (© verbaska), S. 36: #205608778 (© unpict), S. 39: #2234073521 (© Klaus Vartzbed), S. 41: #2037431954 (© orlio_design), S. 43: #2076954244 (© New Africa), S. 49: #629058008 (© stockcreations), S. 50: #622701188 (© kubais), #1493451380 (© Hekla), S. 69: #222586975 (© PNSJ88), S. 116: #222586975 (© PNSJ88), S. 117 #514048450 (© Roy Palmer), S. 118: #620547827 (© Nastya22)